NOTIONS ÉLÉMENTAIRES

DE

MÉDECINE VÉTÉRINAIRE MILITAIRE

IMPRIMERIE DE MADAME HUZARD

(NÉE VALLAT LA CHAPELLE), rue de l'Éperon, nᵒ 7.

NOTIONS ÉLÉMENTAIRES

DE

Médecine Vétérinaire Militaire,

OU

CONSIDÉRATIONS GÉNÉRALES SUR LE CHOIX ET LES DIFFÉ-
RENTES QUALITÉS DES CHEVAUX DE TROUPE, LEUR CONSER-
VATION, LES CAUSES DE LEURS MALADIES, LES REMONTES,
LES RÉFORMES, LE SERVICE DES VÉTÉRINAIRES MILI-
TAIRES, ETC., ETC.;

Par J.-B.-C. Rodet,

Vétérinaire en chef des Hussards de la Garde-Royale, ancien Répétiteur
a l'École d'Alfort, Correspondant de la Société royale et centrale
d'Agriculture et de la Société des Amateurs des Sciences, de l'Agriculture et des Arts, de Lille.

> .... Il existe dans tous les régimens une infinité
> de causes qui influent singulièrement sur la
> santé des chevaux, et qui en font perdre une
> quantité innombrable sans que l'on paraisse
> y faire attention. (GOHIER, *des Effets des
> Pailles rouillées.* Lyon, 1804.)

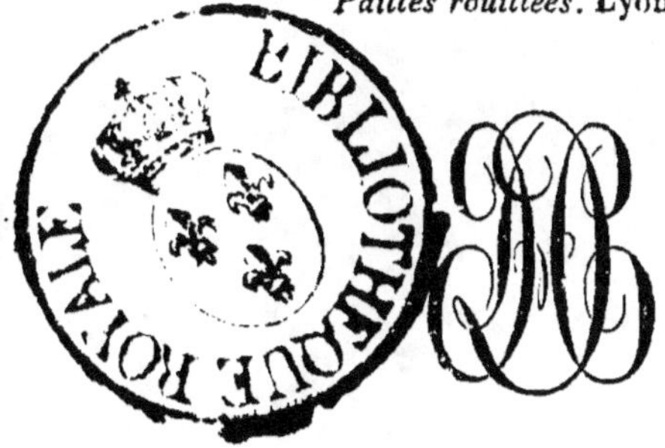

A PARIS,

CHEZ MADAME HUZARD, IMPRIMEUR-LIBRAIRE,
RUE DE L'ÉPERON, N° 7.

1825.

TABLE DES MATIÈRES.

QUATRIÈME PARTIE. Des différentes situations dans lesquelles le cheval de troupe peut se trouver en temps de paix.

*

CINQUIÈME PARTIE. Des différentes situations dans lesquelles les chevaux peuvent se trouver en temps de guerre.

SEPTIÈME PARTIE. Des vétérinaires militaires.

FIN DE LA TABLE.

AVERTISSEMENT.

—

Je présentai, il y a quatre ans, à l'Académie royale de médecine et à la Société royale et centrale d'agriculture un Mémoire contenant des Observations générales sur l'exercice pratique de la médecine vétérinaire militaire. C'est de ce Mémoire que sont tirées les Notions élémentaires sur le même sujet, que, pour céder aux conseils que j'en ai reçus plusieurs fois, je me suis déterminé à publier.

En entreprenant de traiter un sujet aussi étendu, aussi important, je ne me suis point dissimulé tout le poids d'une telle tâche, ni combien la difficulté de la bien remplir était au-dessus de mes forces. Je n'ai donc pas eu la prétention de donner un ouvrage parfait; mais j'ai voulu seulement prouver mon zèle pour les pro-

grès de la science, en faisant mes efforts pour ébaucher au moins un sujet que d'autres, plus heureux et plus capables de le faire, pourront conduire ensuite au degré de perfection où il mérite d'être porté.

Indépendamment des imperfections qui prendront leur source dans la difficulté même de traiter convenablement un sujet tout neuf et aussi compliqué, mon ouvrage en présentera sans doute encore beaucoup d'autres ; car j'ai voulu ne rien avancer que d'après ma propre expérience, et il est aisé de juger que je n'ai pu me trouver à portée de tout voir, de tout observer : en sorte que beaucoup de choses ou auront pu m'échapper, ou auront pu me paraître moins importantes qu'elles ne le sont dans la réalité.

Mais d'autres imperfections de mon ouvrage dépendent de l'état où la partie de la science qui en fait le sujet se trouve être encore actuellement chez nous. C'est ainsi, par exemple, que je n'ai pu dire rien de plus sur ce qui concerne la juris-

prudence relative aux maladies contagieuses, aux achats et aux ventes des
chevaux de troupe, puisqu'il n'existe rien
de particulier à cet égard, le Journal
militaire, ainsi que les ouvrages de Quil-
let et de Berriat sur la Législation militaire n'en parlant nullement, et ce qui
est relatif à ces objets devant rentrer dès-
lors sous l'empire des lois particulières qui
régissent les mêmes matières pour l'état
civil.

Quant à une autre partie des reproches
qui ont aussi été faits à mon travail, et
tels que celui de n'avoir pas consacré de
plus longs détails tant au harnachement
qu'à la ferrure, je représenterai que je
ne devais m'occuper que des seules choses
qui sont ou en entier, ou en partie, et
propres et particulières à l'état militaire;
qu'il ne pouvait entrer dans le plan de
mon ouvrage de consacrer de longues discussions à des objets qui sont les mêmes
dans les troupes que par-tout ailleurs; et
que j'ai dû négliger plus ou moins com-

plétement tout ce qui, n'appartenant pas exclusivement aux chevaux vivant dans les troupes, rentrait dès-lors dans le domaine général de la médecine vétérinaire, considérée dans son ensemble.

Enfin, les maladies des chevaux de troupe et leur traitement étant un sujet assez important pour fournir la matière d'un ouvrage particulier, le but que je me suis proposé dans celui-ci n'est pas de les décrire, mais bien uniquement de tracer le cadre de la médecine vétérinaire militaire; et je l'aurai atteint si je parviens à indiquer tout ce qui concerne la connaissance des chevaux des armées, les influences si variées auxquelles ils sont quelquefois exposés, ainsi que toutes les situations plus ou moins nuisibles au maintien de leur santé, et dans lesquelles la vie militaire peut les placer.

NOTIONS ELEMENTAIRES

DE

MÉDECINE VÉTÉRINAIRE MILITAIRE.

INTRODUCTION.

La France, actuellement même que toutes les autres parties de l'art de guérir ont déjà fait chez nous de si grands progrès, ne possède encore aucun ouvrage sur la médecine vétérinaire militaire. Une telle lacune dans nos sciences utiles est d'autant plus faite pour nous étonner, et d'autant plus digne de fixer notre attention, que l'on ne saurait nier la haute importance de cette branche essentielle de la médecine des animaux, et que nos sociétés savantes, si bien faites pour juger l'utilité des services qu'elle peut rendre, se plaignent avec juste raison que, dans notre pays, on n'a encore rien publié sur cette partie.

Il est bien vrai que plusieurs vétérinaires ont déjà recueilli et fait connaître des observations particulières tant sur les chevaux de troupe que sur quelques-unes de leurs maladies ; mais nous sommes bien éloignés qu'il en résulte un corps complet de médecine vétérinaire militaire : en sorte que celle-ci, quoique déjà assez ancienne en France, et bien que très-évidente par le fait, n'y est encore constatée par aucun ouvrage spécialement destiné à en signaler l'objet comme à en tracer l'étendue et les limites. C'est pourquoi, bien convaincu de l'utilité d'une telle entreprise, je vais essayer de contribuer, autant qu'il dépendra de moi, et d'après une expérience de plus de vingt années dans cette partie, à déterminer tout ce qui concerne la médecine vétérinaire militaire, à indiquer les objets qui s'y rapportent, et enfin, à attirer, comme à fixer sur elle, et l'attention des hommes appelés à l'exercer, et les méditations des personnes capables, par leurs talens et leurs lumières, de rectifier ou d'étendre nos idées; de rendre, en un mot, moins imparfait le travail encore très-incomplet, sans doute, que nous allons présenter.

Tous les genres de travaux auxquels on peut soumettre les chevaux, tous les régimes de vie auxquels on les assujettit, les exposent à diverses affections, dont la cause, la nature et la gravité varient suivant le genre de vie et de service, comme selon l'activité différente des travaux, ou encore en raison de la vitesse, de la durée, de la fatigue des exercices, etc. Mais, de toutes les situations, de tous les cas dans lesquels l'homme sait associer le cheval à ses travaux, on ne peut se dissimuler que l'état militaire est bien celui qui expose cet animal aux causes les plus fréquentes et les plus puissantes de maladies, puisque c'est celui de tous qui présente, en effet, la nécessité la plus inévitable des fatigues outrées, des marches forcées, des migrations lointaines, des privations de tous genres, des changemens de climats, de nourriture, d'activité dans le travail, etc.; et très-souvent, en outre, sans gradation aucune, comme sans précautions préparatoires.

La connaissance des qualités qui leur sont propres; le choix des chevaux de troupe; leur régime hygiénique dans toutes les circonstances de la vie militaire; l'étude de toutes les influences spéciales auxquelles ils sont exposés; celle des dangereux effets de ces mêmes causes, d'où découle en partie la connaissance des affections variées qu'elles peuvent occasionner, ou tout au moins celle de leur véritable origine; l'appréciation des mesures qui peuvent éloigner les effets de telles influences, en contrebalancer ou en annuler l'action; la juste détermination, la prescription, et la mise en usage des moyens curatifs que l'art peut diriger contre les maladies qu'elles ont produites; l'histoire de celles-ci, de leurs particularités, de leurs caractères, de leurs dangereux effets, de leurs suites, etc., etc. : tels sont les principaux sujets qui rentrent dans le domaine de la médecine vétérinaire militaire.

Ainsi donc, cette partie de la médecine des animaux ne doit pas être considérée comme une science à part, puisqu'elle n'est en effet qu'une application, particulièrement faite aux chevaux de troupe, des règles et des principes de l'art de les guérir et de les conserver en santé, pour en tirer le meilleur parti possible.

Mais son exercice ne demande pas moins de connaissances que celui de la médecine vétérinaire, pratiquée dans les campagnes et dans les grandes villes : car le vétérinaire militaire, obligé d'exercer inopinément sous tous les climats, dans toutes les situations même les plus fâcheuses, comme sous des influences hygiéniques variées à l'infini, dans les garnisons, dans les camps, au bivouac, aux armées, en station ou dans les marches, et souvent, en outre, au milieu des mêmes causes qui ont altéré la santé des chevaux confiés à ses soins; ce vétérinaire, dis-je, paraîtrait donc, au contraire, être encore plus qu'aucun autre dans la nécessité de pouvoir juger promptement les effets de toutes ces causes de maladies; et par conséquent, enfin, de posséder des connaissances assez étendues, assez sûres pour varier aussi vite que ses fréquens changemens de situations le nécessitent ses précautions hygiéniques et ses moyens de traitement, en raison des circonstances diverses et plus ou moins graves ou difficiles, dans lesquelles il peut se trouver placé : car il est presque toujours forcé de pratiquer sous l'empire de nouvelles influences qu'il ne connaissait pas, ou au moins qu'il n'avait pas eu le temps d'observer et d'étudier antérieurement ; et encore, qui plus est, sur des animaux qui toujours, ou ne sont pas encore acclimatés dans les pays où ils se trouvent transportés, ou n'ont pas eu le temps, dans leur existence si souvent ambulante, de s'habituer aux nouvelles situations dans lesquelles ils ne sont placés que momentanément. Mais c'est sur-tout aux armées que, tantôt pendant la durée de marches longues, pénibles ou continuelles, tantôt dans des contrées épuisées ou saccagées par les troupes, et ne présentant plus aucune des ressources ordinaires, il faut, quand il n'a pu les prévenir, qu'il traite et qu'il guérisse, malgré les circonstances les plus défavorables, une foule de maladies et de maux plus ou moins dangereux. Il doit donc alors pouvoir trouver souvent, dans les seuls expédiens que son propre génie lui suggère, des moyens de suppléer à ceux qu'il aurait employés s'il avait pu les avoir à sa disposition ; et pour se les créer en quelque sorte, il faut bien qu'il possède en même temps, et les nombreux préceptes de son art, et les principes des sciences accessoires, qui doivent lui être également familiers, puisque ce n'est qu'en les méditant sans cesse qu'il peut se mettre toujours dans le cas non-seulement de ne jamais désespérer, dans toutes les situations imaginables, du rétablissement possible de ses malades, mais encore même d'en assurer la guérison, quelquefois par des mesures insolites, ou par des moyens de traitement ordinairement inusités, mais constamment, au reste, par une sollicitude comme par des soins éclairés.

Il ne suffit donc pas que le vétérinaire militaire ait de grandes connaissances médicales et une certaine expérience acquise dans la pratique de son art; elles lui deviendraient trop souvent inutiles s'il était incapable d'apprécier, avec la

promptitude commandée par les circonstances, les influences ou favorables, ou
dangereuses des situations si dissem-
blables, et si rapidement variées cependant, dans lesquelles il sera fréquemment obligé de pratiquer. Aussi, faut-il
qu'il possède en outre non-seulement
beaucoup de sagacité, une très-grande
promptitude de coup-d'œil et de jugement, qualités que l'on ne peut acquérir que par une application soutenue, un
goût prononcé de son état, et de constantes études ; mais encore, qu'il soit capable, avant tout, de se rendre compte
des dispositions si différentes qui nais-
sent de l'état antérieur de la santé ; de
l'influence tant du régime ordinaire que
des régimes divers qui ont été suivis depuis quelque temps, et de celles des
pays, des races d'où les chevaux ont
été tirés, comme des contrées où ils ont
été élevés, pour connaître à quelles maladies toutes ces choses les exposent, ou
peuvent au moins les prédisposer. S'il

en était autrement, pourrait-il juger ensuite et même souvent apprécier à l'avance les différentes manières dont ces animaux peuvent être affectés par les circonstances d'une nature plus ou moins opposée à celles qui les ont précédées, et qu'ils viennent à rencontrer, soit dans les nouvelles stations où ils ne seront obligés que de demeurer momentanément, soit dans celles où ils doivent, au contraire, rester plus long-temps exposés à leur influence? C'est pour cela qu'indépendamment de la partie purement médicale de leur art, qu'ils ne doivent jamais négliger, il est encore une infinité d'autres objets à l'étude desquels les vétérinaires militaires sont aussi obligés d'attacher la plus grande importance, et qui, étant plus ou moins directement relatifs aux chevaux de troupe, sur lesquels ils exercent leur action, doivent dès-lors devenir pour eux la source des plus constantes méditations.

Ce n'est donc pas à indiquer simplement les choses qui concernent la médecine vétérinaire militaire que je dois m'attacher; mais c'est aussi à bien faire ressortir en même temps toutes les difficultés inhérentes à sa pratique particulière, pour que ceux qui sont appelés à l'exercer se pénètrent bien de l'importance qu'ils doivent attacher à se mettre dans le cas de pouvoir remplir convenablement des fonctions aussi difficiles, et par lesquelles ils peuvent pourtant devenir si souvent utiles. Cette tâche n'est pas aisée à remplir, je ne me le dissimule pas; et cependant je crois que j'y aurai réussi, si je parviens à faire connaître quelle puissante influence doivent avoir sur les chevaux de troupe les situations aussi souvent variées que communément fâcheuses, dans lesquelles peuvent les placer la vie et le service militaires, et dans lesquelles, dès-lors, le vétérinaire attaché aux troupes à cheval peut avoir, ou à leur donner ses soins dans l'état de maladie, ou au moins à veiller sur la conservation de ces animaux comme sur celle tant de leur santé que de leur aptitude au service.

PREMIÈRE PARTIE.

DU CHOIX DES CHEVAUX PROPRES AU SERVICE DES ARMÉES.

Les troupes à cheval de toutes les armes, quelle que soit leur importance particulière, ne peuvent remplir parfaitement leur destination qu'autant qu'elles ont des chevaux qui conviennent bien à leur service. La nécessité de les monter de manière à atteindre le but de leur institution est donc suffisamment démontrée ; et puisque tous les chevaux ne sont pas également propres au service militaire, l'obligation d'apporter une attention aussi éclairée que réfléchie dans le choix de ceux que l'on y destine sera généralement sentie. D'ailleurs, comme, considérés en général, les chevaux susceptibles d'être employés dans les armées ne doivent pas présenter tous ni la même conformation ni les mêmes qualités, il importe beaucoup aussi, pour toutes ces raisons, comme pour ne rien laisser au hasard dans l'établissement de leur choix, de faire une étude raisonnée des conditions tant générales que spéciales qui les rendent plus propres à un service particulier qu'à tout autre.

On se sert, dans les armées, de chevaux de *trait* et de chevaux de *selle*. Ceux-ci sont naturellement différens les uns des autres, suivant qu'on les destine *aux troupes légères* ou *à la grosse cavalerie*; puis enfin on doit encore établir, dans ces deux *armes*, une grande différence entre les chevaux montés par de *simples cavaliers* et ceux qui sont destinés aux *officiers* de tous les grades.

Pour développer ces idées autant qu'elles en sont susceptibles, je rapporterai d'abord quelles sont les qualités qui doivent être communes à tous les chevaux destinés aux différens services des armées, et je signalerai ensuite les qualités particulières qui les rendent plus propres à un service spécial, ou à une arme quelconque, qu'à toutes les autres. Après avoir fait observer préalablement que, si l'on voulait exiger toujours que les chevaux destinés au service militaire réunissent, tous, et indistinctement, ces qualités si rares que quelques auteurs ont avancé leur être indispensables, on ne serait que trop communément dans l'impossibilité de rencontrer assez d'animaux aussi parfaits. Mais, par bonheur, l'expérience a suffisamment prouvé qu'une infinité de chevaux dans lesquels on est loin de trouver toutes ces précieuses qualités n'en sont pas moins très - souvent d'excellens chevaux de troupe, quand ils sont judicieusement appliqués au genre de service auquel leur conformation et leurs qualités particulières les rendaient propres. Ainsi donc, dans le choix des chevaux de guerre, il s'agit bien moins de désirer en rencontrer de parfaits que de s'attacher à leur reconnaître les principales qualités qui leur permettront de remplir d'une manière avantageuse le genre de service que l'on se propose d'en exiger.

Qualités générales.

De tous les genres de travaux dans lesquels l'homme sait tirer parti du cheval, l'état militaire étant celui qui l'expose aux plus fréquens écarts des règles hygiéniques, et par conséquent aux causes les plus répétées, comme les plus inévitables, des maladies les plus graves en même temps et les plus dangereuses, les principales conditions que l'on doit exiger dans les chevaux que l'on destine pour le service des armées, quel que soit d'ailleurs le genre de travail auquel on veuille les y soumettre, sont la *force* et la *santé*. Aussi, une conformation extérieure qui leur assurera ces deux grands avantages, indispensables pour eux, doit-elle être rigoureusement exigée dans ces animaux. Tout cheval de guerre doit en outre être d'un facile entretien, peu délicat sur le choix des alimens et de la boisson ; et l'on doit s'assurer également qu'il ne met pas, par habitude, une trop grande lenteur à manger ; qu'à ces qualités si essentielles il joigne des membres sains et solides, des *aplombs*, beaucoup de vigueur, d'aisance et de souplesse dans ses mouvemens ; enfin, qu'il ait une bonne vue et de bons pieds ; et, quel que soit le service auquel sa conformation, sa taille, sa force, puissent le rendre propre, il réunira certes les qualités généralement désirables dans les chevaux de troupe, pour lesquels la beauté extérieure, sans ces qualités importantes, est vraiment la chose la moins appréciable.

Chevaux de trait.

Dans *le cheval destiné au service du trait,* on exige moins de légèreté et de beauté dans les formes extérieures et dans les mouvemens que de forces musculaires ; ses membres, bien que sans être empâtés, ne peuvent avoir la finesse que l'on recherche dans les chevaux de cavalerie ; et ici le volume des puissances motrices, quand il indique la force, la vigueur, l'aptitude à résister à un travail pénible et soutenu, est la qualité la plus précieuse. On doit donc exiger, dans de tels chevaux, cette ampleur des formes en général qui ne dépend que du développement très-prononcé des os et des muscles de toutes les parties, et qui par conséquent, comparativement au volume du corps, n'exclut point un certain degré de légèreté : ils auront dèslors le corps court, seront d'une taille et d'un embonpoint modérés, bien membrés, très-ouverts, trapus, ramassés, et *près de terre.*

Chevaux de grosse Cavalerie.

Les chevaux de la grosse cavalerie, destinés à des mouvemens lents, à des manœuvres qui, communément, ne s'étendent pas au-delà des mouvemens du *pas* et du *trot*, qui, dans une action, doivent plutôt agir par la pesanteur de leur masse, et par l'unité, la précision de leurs mouvemens, que par la rapidité de leurs allures, doivent être d'une taille élevée, d'une habitude de corps forte et robuste, mais être cependant plus souples et plus légers dans leurs mouvemens, et dans leur *avant-main* sur-tout, que les chevaux de trait.

Chevaux de Cavalerie légère.

Les chevaux de cavalerie légère devant souvent agir isolément, et étant destinés à observer, à harceler, à surprendre l'ennemi, à l'éviter avec vitesse, doivent, au contraire, être moins hauts de taille et moins lourds par leur conformation.

Les qualités les plus essentielles pour eux sont une grande vigueur nerveuse, beaucoup de vitesse, de légèreté, de souplesse. Ils doivent être sobres, hardis, adroits, infatigables, et ils seront toujours assez beaux quand ils réuniront une grande énergie à beaucoup de docilité. Enfin, ils doivent encore être indubitablement moins délicats que les autres chevaux de guerre.

Chevaux d'Officiers.

Dans les chevaux destinés à monter un officier de marque de toutes les armes, on pourra estimer et rechercher plutôt le brillant, la rapidité à la course, la fierté, la grâce et l'adresse des mouvemens, cette beauté particulière, enfin, qui résulte de la délicatesse et du svelte de formes fines et légères, que la force et la résistance à la fatigue, parce que ces chevaux n'auront jamais d'autre charge qu'une selle très-légère et leur cavalier, et sur-tout parce que leur maître, ayant plusieurs

chevaux à sa disposition, pourra en changer toutes les fois qu'ils se trouveront
fatigués. Mais il ne doit certainement
pas en être de même eu égard au cheval
qui est l'unique monture de son cavalier,
puisque ce cheval doit porter constamment, dans les marches comme dans les
combats, une lourdecharge, tant en effets
qu'en provisions; et puisque, ainsi
chargé, et fatigué ou non, il n'en doit
pas moins, quand les circonstances l'exigent, continuer à marcher ou à se battre.
Aussi, pour le cheval de guerre, la force
et la résistance à la fatigue seront-elles
toujours des qualités essentielles, toutes
les autres, en lui, ne devant plus être
considérées que comme secondaires. Cependant, les chevaux qui sont destinés
pour la cavalerie de la *Garde royale* doivent avoir un certain degré de beauté;
mais ce n'est que parce que le service
d'honneur de ces régimens exige que
même leurs chevaux de troupe réunissent aux qualités intérieures des for-

mes assez distinguées pour y figurer avantageusement.

Enfin, on recherche aussi dans les chevaux de *cavalerie* une grande docilité, une bouche sûre; et l'on veut, autant que possible, qu'ils aient des formes agréables, suivies, proportionnées, ainsi que les beautés particulières et les qualités avantageuses de leur race; qu'ils soient légers à la main; qu'ils aient des allures franches, naturelles, décidées, même allongées, et il faut qu'ils soient obéissans comme modérément sensibles aux *aides*.

On doit rejeter, en général, ceux qui manquent de santé, de solidité, de force et d'*aplombs*; qui ont la vue mauvaise, les pieds *dérobés* ou très-défectueux, ainsi que ceux qui sont méchans ou ombrageux; de même que l'on doit faire peu de cas, car l'on en tire toujours en effet un très-mauvais parti, de ceux qui sont rétifs, délicats, d'une constitution faible et maladive, d'une conformation vicieuse, qui ont perdu toute sensibilité des *barres* et de la *barbe*, qui ont quelque maladie habituelle, des tares plus ou moins graves, ou une faiblesse permanente dans l'une des parties extérieures de leur corps, etc., etc. Et je me bornerai à faire observer, à ce sujet, que les chevaux de troupe sont toujours d'autant plus exposés aux maladies et aux pertes qui en sont la suite, qu'ils sont moins propres au genre de service auquel on les assujettit, et que les travaux que l'on en exige sont dès-lors moins en rapport avec la conformation particulière, l'état de force et les qualités négatives de ces animaux.

De l'Age.

L'âge auquel les chevaux sont propres à être admis aux travaux, si souvent forcés, comme à supporter tous les désavantages auxquels les expose la vie militaire dans ses différentes positions, n'est point une chose indifférente à examiner ici. On reconnaît généralement que les chevaux des pays méridionaux, toujours tardifs dans leur développement, ne doivent être employés à un service actif que lorsqu'ils ont achevé complétement leur croissance, et que lorsqu'ils arrivent, par conséquent, à cette époque de leur vie où ils vont acquérir toute la force dont ils sont susceptibles; ce qui n'a lieu qu'à sept ans environ. Mais pour les chevaux du nord et des régions tempérées, ou qui ont été élevés dans des pays plats et humides, et dont l'accroissement est plus prompt que dans les premiers, l'opinion reçue, qu'ils peuvent servir avec avantage, comme sans de grands inconvéniens pour leur santé, dès cinq ans, âge où ils ont ordinairement acquis la taille qu'ils doivent toujours conserver, ne me paraît pas être aussi bien fondée : car, malgré qu'ils ont véritablement pris alors tout leur accroissement extérieur, leur développement n'est cependant point encore achevé, puisque leur *dentition* elle-même n'est point complétement effectuée; ce qui pour eux, comme pour les chevaux les plus tardifs dans leur croissance, n'a jamais lieu qu'à six ans, par la sortie des dernières dents molaires. Or, dans tous les animaux l'accroissement n'est jamais complet, leurs forces ne parviennent jamais au degré qu'elles doivent atteindre que quand le travail de la *dentition* est achevé, que quand l'action vitale, n'étant plus aussi spécialement employée au développement des formes, tourne enfin au profit de l'accroissement et du maintien des forces extérieures. Ainsi donc la physiologie et l'expérience se réunissent ici pour prouver les différences qui existent entre ces chevaux de l'âge de cinq ans, et ces mêmes animaux lorsqu'ils sont ensuite parvenus à l'âge de sept ans : c'est pourquoi il n'est pas permis de douter que cette fâcheuse pratique, qui n'est que trop suivie, de vouloir, pour les chevaux

dont le développement semble être complet à cinq ans, en exiger, dès cet âge,
les mêmes travaux que l'on ne devrait
demander qu'à des chevaux faits, est
une des principales causes des maladies
qui font périr une partie de nos jeunes
chevaux de remonte, et que l'on voit se
déclarer parmi eux, avec tant de fréquence, pendant les premières années
qui suivent leur arrivée dans les corps.

Il n'est pas moins important de connaître à quel âge les chevaux cessent
d'être propres au service militaire, par
le seul effet des changemens physiques
et de la diminution de leurs forces,
qu'une vieillesse trop avancée apporte
nécessairement en eux ; de savoir dès-
lors à quel âge on devrait, à quelques
exceptions près en faveur de certains in-
dividus plus favorisés de la nature, ré-
former ces vieux animaux, qui ne promettent plus qu'un bien court et bien
faible service. Or, celui de quinze ans
peut, en général, être fixé comme l'é-

poque où la vieillesse commençant dans cet animal, le cheval cesse le plus communément d'être propre aux travaux de la vie militaire : car, quoiqu'il soit vrai que la plus grande partie des chevaux des pays tempérés ou froids périt avant d'avoir atteint cet âge, il n'en est pas moins certain que les chevaux de toutes les contrées, avant d'y être arrivés, conservent encore, quand toutefois ils ont été convenablement ménagés, presque autant de force et de santé que ceux des pays chauds et secs, dont l'âge est égal au leur; et il est bien connu enfin que ce terme de quinze ans est aussi celui où commencent à diminuer les précieuses qualités des chevaux des contrées méridionales, parmi lesquels on en trouve cependant plus communément qui pourraient encore alors continuer à servir avantageusement comme chevaux de troupe que parmi les chevaux du nord, qui, règle générale, arrivent, en effet, bien plus tôt à la décrépitude.

De la Taille.

Je ne m'occuperai pas de toutes les considérations qui se rapportent à la *taille* la plus convenable dans les chevaux que l'on destine pour la guerre, je me bornerai à observer que les avantages d'une taille élevée ont été quelquefois exagérés, et que, par conséquent, cette haute taille, dans les proportions relatives à chaque *arme* en particulier, mais sur-tout et plus spécialement encore pour la cavalerie légère, est souvent trop recherchée : car, si dans un grand cheval le volume du corps répond à sa hauteur, il en résulte qu'il est très-pesant ; et si, au contraire, le volume de ses formes n'est point proportionné à la haute taille du sujet, celui-ci manque de proportions, et en conséquence de beauté, de force, de solidité, souvent même de santé. La juste proportion des parties entre elles ; un développement modéré, mais en rapport avec les conditions extérieures qui décèlent la force et l'énergie, qui annoncent et promettent une santé robuste et une vigueur soutenue dans les travaux, sont, sans doute, de beaucoup préférables. Au reste, ce que l'on doit sur-tout exiger, sous ce rapport, dans les chevaux d'une même arme, et principalement dans ceux d'un même corps, c'est une certaine uniformité de taille. Mais devrait-on jamais préférer, dans les remontes de la cavalerie légère, par exemple, un cheval d'une conformation défectueuse, mais d'une haute taille pour cette arme (1 mètre 530 millim.), à un cheval d'une taille suffisante (1 mètre 460 millim.), qui serait conformé de manière à unir beaucoup de force et de vigueur à une santé parfaite et à beaucoup d'aptitude à supporter les fatigues de la guerre?

Races.

La conformation extérieure de certaines parties du cheval dépend souvent de sa *race,* et est différente dans ceux qui sortent d'un autre sang, sans que pour cela ces animaux soient moins bons les uns que les autres. C'est ainsi qu'un cheval peut être également remarquable par ses bonnes qualités avec une tête ou plate ou busquée, une encolure droite ou fausse, la queue haute ou basse, la croupe ronde ou tranchante, l'œil plus ou moins grand, les formes, en général, plus ou moins sèches, ou plus ou moins arrondies; comme on observe également qu'un cheval peut offrir toutes ces beautés de convention que l'on exige quelquefois dans son espèce, quand on n'est pas guidé dans son choix par de véritables connaissances, et n'en être pas moins un animal complétement dépourvu des qualités que l'on doit rechercher dans les chevaux lorsqu'on les destine pour la guerre.

Que l'on n'aille pas cependant en conclure que les formes extérieures, même sous le simple rapport de leur configuration, ne doivent point être prises en considération dans le choix des chevaux. Ce que je viens d'en dire s'applique bien à l'espèce en général, dans laquelle, si l'on veut être guidé par la raison, une forme ou une autre doit être indifférente quand, au lieu de l'exclure, elle s'unit inséparablement à la bonté; mais il n'en est pas de même pour les diverses races en particulier, puisque l'on observe, au contraire, que chaque race se distingue par une conformation spéciale, à laquelle s'attachent toujours des qualités qui lui sont pour ainsi dire inhérentes. Et, en effet, il arrive souvent que le cheval qui n'offre pas les formes distinctives de sa race n'en conserve plus les qualités, et n'en possède plus au contraire que les défauts et les vices; à moins que cependant les changemens observés en lui ne dépendent d'un croisement avec une race plus pure que celle dont il tire d'un autre côté son origine, et ne doivent dès-lors être regardés, avec raison, comme une véritable amélioration.

Quelle que soit la race d'où les chevaux de troupe auraient été tirés, on ne peut douter qu'ils seraient très-propres au service militaire s'ils avaient les qualités que nous avons dit devoir être exigées dans ceux destinés aux différentes armes. On doit observer néanmoins que certaines races de chevaux offrent, pour ainsi dire exclusivement, les conditions nécessaires à un genre particulier de service. C'est ainsi que, et pour ne parler que des races françaises, les chevaux des anciennes provinces de *Franche-Comté*, de *Picardie*, etc., sont ordinairement plus propres au service du train d'artillerie et à celui des équipages militaires qu'aux autres services des armées ; que les chevaux du *Cottentin*, de la plaine de *Caen*, des marais du *Poitou*, des *bords du Rhin*, etc., par leur caractère froid, par la pesanteur de leurs mouvemens, leur haute taille, leurs formes amples et plus ou moins dévelop-

pées, conviennent mieux à la grosse cavalerie qu'aux troupes légères, et enfin
que les chevaux de l'*Auvergne*, de la
Gascogne, des *bords du Rhône*, des *Ardennes*, etc., trop faibles et trop bas pour
la grosse cavalerie, trop grêles de corps
et de membres pour être soumis avec
avantage au service du trait, conviennent beaucoup au contraire, par leur
sobriété, leur légèreté, leur aptitude à
toutes les allures vives et précipitées, au
service particulier de la cavalerie légère.
Si les chevaux de ces races, comme de
toutes les autres, sont appliqués au
genre de service auquel leurs qualités
les rendent propres, ils le supportent
toujours d'autant mieux qu'il y a plus de
rapport entre leur constitution et les travaux que l'on exige d'eux. Le contraire
a lieu si le service auquel on les soumet
nécessite des qualités opposées à celles
qu'ils présentent : car non-seulement
ces animaux font mal alors ce service,
auquel ils sont naturellement impropres,

mais encore, et je le répète, ils succombent d'autant plus vite et d'autant plus inévitablement, qu'ils sont plus éloignés de présenter les conditions indispensables pour le bien remplir.

Tempérament.

Mais quoique les chevaux sortis d'une race quelconque ont, en général, des caractères communs qui les font quelquefois aisément reconnaître, il ne s'ensuit pas pour cela que tous ceux d'une même race se ressemblent absolument, et que les caractères qui les distinguent tant au physique qu'au moral soient toujours constans, toujours exclusifs. L'observation prouve, au contraire, que les chevaux du même sang présentent encore entre eux des différences assez appréciables, tant dans leur développement extérieur que dans leurs qualités et leurs défauts. Ces variétés particulières dépendent ordinairement alors du *tempérament* individuel que peuvent présenter à un degré plus ou moins décidé les différens chevaux qui ont entre eux des rapports de consanguinité. Or, comme leur constitution peut accroître leurs qualités, ou aggraver leurs défauts, selon qu'elle augmente ou diminue les dispositions originelles propres à leurs races, et doit avoir dès-lors une grande influence sur l'aptitude au service comme sur la santé de ces animaux, il est important de signaler ici les effets les plus remarquables et les plus fréquens qui peuvent en résulter.

Parmi les chevaux propres au trait, les uns, d'un tempérament *musculaire*, ont les formes sèches, les extrémités fortes sans être empâtées ; les muscles bien prononcés, bien dessinés ; l'œil gai, vif, brillant ; les crins fins, peu de poils aux extrémités ; ils sont vifs, forts et très-vigoureux, d'une santé robuste, et cependant modérément gras ; les autres, d'un tempérament *lymphatique*, ont les formes plus mollement arrondies, les extrémités plus grosses, plus empâtées, les muscles moins développés et noyés sous une graisse et un tissu cellulaire plus abondans; l'œil peu animé, les crins longs, gros et épais, la peau épaisse aussi, beaucoup de poils aux extrémités; ils sont lourds, lents, paresseux, communément très-gras, et cependant beaucoup plus sujets aux maladies que les premiers. Ceux-ci doivent donc leur être préférés, parce qu'ils sont les plus propres à rendre un bon et très-long service, et aussi parce qu'ils résistent mieux aux causes des maladies.

Parmi les chevaux d'une taille assez élevée pour être admis dans les remontes de la grosse cavalerie, les uns, d'un tempérament *sanguin*, plus ou moins modifié par son association à la constitution *lymphatique* ou avec le tempérament *musculaire*, présentent de belles proportions, des formes agréables et arrondies; ils sont modérément gras, ont les extrémités assez fortes, mais non empâtées,

et modérément garnies de poils ; un bon
pied, la peau fine et souple, les poils
fins et unis ; ils sont gais, d'un facile entretien, communément d'une santé assez
robuste, et résistent assez bien aux exercices et aux travaux de la cavalerie ;
d'autres, en qui le tempérament *lymphatique* est, au contraire, prédominant,
ont la tête forte, grasse, le regard languissant, l'œil éteint, toutes les formes
extrêmement développées, mais très-
grasses, le ventre volumineux, avalé,
les extrémités grosses, arrondies, chargées de crins, la peau épaisse et grasse,
les poils gros, mais souples ; ils sont gros
mangeurs, paresseux, lents, très-lourds,
et sur-tout très-sujets aux maladies,
ainsi que peu propres aux manœuvres de
la cavalerie, et trop pesans, au reste,
pour y faire un bon service ; les autres
enfin, d'une constitution *sèche, scrophu-
leuse*, avec la même taille élevée et la
même longueur de corps que les précédens, présentent des formes grêles, élan-

cées, avec un grand développement du système osseux ; une tête forte, mais sèche et décharnée, une encolure longue, droite et grêle ; ils sont *hauts sur jambes*, ont la poitrine étroite, les côtes plates, le ventre peu développé, et les articulations très-prononcées ; ils sont très-délicats, faibles, souvent malingres, peu propres à la moindre fatigue, et vivent peu d'années après leur arrivée dans les corps, où ils ne paraissent, ainsi que ceux d'un tempérament éminemment *lymphatique*, que pour peupler les infirmeries de chevaux facilement attaqués de maladies du système lymphatique ou d'autres affections chroniques, dont ils deviennent toujours les victimes. Aussi, parmi tous ces chevaux, est-il bien prouvé que ceux qui présentent les attributions du tempérament *sanguin* sont les seuls qui conviennent parfaitement à la grosse cavalerie.

Les chevaux de cavalerie légère tirés des *Ardennes*, de la *Bretagne*, de la

Vendée, du *Poitou* et de la *Normandie*. peuvent présenter les mêmes tempéramens que nous avons déjà signalés, et alors les mêmes considérations leur sont également applicables; mais ceux qui sont nés et ont été élevés dans les contrées sèches et dans les montagnes des pays méridionaux de la France ont ordinairement d'autres tempéramens, qui sont le *bilieux* et le *nerveux*, plus ou moins modifiés par leurs associations avec les tempéramens *sanguin* et *musculaire*. Les chevaux qui ont un tempérament *bilioso-sanguin* sont d'une bonne santé, d'un facile entretien, mais d'un médiocre embonpoint; ils ont les extrémités et les autres parties de leur corps assez proportionnées tant entre elles qu'à la hauteur de leur taille, qui est toujours peu élevée; ils sont courts, ramassés, ont les formes agréables sans être arrondies; les muscles, les tendons, les vaisseaux sous-cutanés, se dessinent bien en eux; leurs extrémités sont sèches, larges, plates ; ils ont l'œil vif et ardent ; tous leurs mouvemens sont prompts et lians, leurs forces se soutiennent long-temps : ils sont cependant ardens, impatiens, très - sensibles aux *aides*, mais du reste doux et obéissans. Une autre modification très-remarquable du tempérament *bilieux*, et qui s'observe dans les chevaux chez lesquels il domine d'une manière bien plus prononcée que dans la nuance précédente, rend ceux qui la présentent peu propres à supporter les fatigues de la vie militaire ; ils ont des formes presque semblables à celles des chevaux d'un tempérament *bilioso-sanguin;* cependant ils sont d'ailleurs faciles à reconnaître à une poitrine étroite, à un corps long, à un ventre levreté, à des flancs creux et retroussés ; ils sont d'un caractère excessivement ardent, ils s'animent toujours trop, et même, malgré le cavalier, vont jusqu'à s'emporter quelquefois, et enfin ne connaissent plus le frein quand ils sont échauffés ;

mais ces chevaux, qui, au moindre exercice, se vident très-facilement, sont rarement en bien bon état ; et cet inconvénient, joint à ce qu'ils sont ordinairement très-délicats et ensuite fort sujets
aux maladies des organes pulmonaires
et gastriques, en fait de très-mauvais
chevaux de cavalerie légère ; enfin les
jumens de cette même constitution sont
plus sujettes à des *chaleurs* qui se répètent souvent, se prolongent quelquefois
au-delà du terme ordinaire, et prennent
même parfois, dans les saisons et dans
les pays chauds, le caractère dangereux
de la fureur utérine. Enfin les chevaux
en qui la *constitution sèche et nerveuse*
est unie au tempérament *bilieux* ou au
sanguin, et sur-tout si elle est vraiment
prédominante, sont plus grêles encore,
plus élancés, plus sveltes, plus légers,
plus vifs, plus prompts, et sur-tout moins
tranquilles dans le rang comme sous le
cavalier ; ils usent promptement leurs
forces, toutes nerveuses, plutôt par leur

excès d'impatience que par le travail auquel ils sont soumis ; au reste, ils sont
plus *hauts sur jambes*, ont la poitrine
plus étroite, les côtes plus plates, les extrémités plus fines, mais aussi avec des
tendons plus détachés et plus prononcés
encore. D'ailleurs ils sont généralement
peu forts, très-peu faits pour résister à
la fatigue, et ont, en effet, bien plus
de brillant que de force, plus de vivacité que d'énergie ; enfin ils se montrent plus actifs, plus prompts, plus légers dans leurs mouvemens qu'ils ne sont
robustes et véritablement vigoureux. Ce
tempérament porté à l'excès, qui peut,
jusqu'à un certain point, rendre les chevaux agréables pour quelques exercices
de peu de fatigue, mais sur-tout de
courte durée, leur donne toujours une
constitution et trop faible et trop déli-
cate pour qu'il soit possible d'en tirer un
bon parti dans l'état militaire.

Caractères et Vices.

Il est des chevaux plus doux, plus obéissans, il en est de moins craintifs, et enfin de plus sensibles aux caresses que les autres. Ces *qualités* particulières, comme une partie des principaux vices intérieurs que présentent les chevaux, dépendent souvent de leur *caractère*, que nous devons considérer ici comme l'expression *morale* du tempérament. Néanmoins, quelques autres vices des chevaux dépendent aussi de certaines imperfections dans leur conformation; et c'est ainsi que plusieurs défauts de la vue rendent les chevaux ombrageux, craintifs, et peuvent même les disposer à devenir très-rétifs; que l'insensibilité ou le défaut opposé des barres et de la barbe peut permettre au cheval de *s'emporter*, ou le porter même à cette dangereuse action; que souvent les chevaux ne se défendent sous le cavalier que parce que la force des reins ou celle des jarrets, dans quelques cas, comme le peu de souplesse et de légèreté des mouvemens dans d'autres, ne leur permettent pas d'exécuter sans peine ce qu'on leur demande sans discernement ; ou enfin parce que la somme de forces dont ils sont doués ne leur fournit pas des moyens assez soutenus pour répéter des actions qui exigent de grands efforts et beaucoup d'énergie tout autant de fois que, dans ces chevaux qui pouvaient se montrer très-dociles avant d'avoir été *outrés*, on l'exige ensuite inconsidérément.

Ainsi donc, trois sortes de choses influent essentiellement sur la production des *vices* que peuvent présenter les chevaux, 1°. leur tempérament, 2°. leurs défauts de conformation, et 3°. enfin leur éducation. Et c'est en effet à cette dernière cause qu'il faut rapporter certaines mauvaises habitudes mal-à-propos données à ces animaux, et qui leur ont quelquefois fait contracter des vices que, par la suite, on ne parvient pas toujours à corriger. Mais, quoi qu'il en soit, je vais m'occuper plus spécialement des vices qui dépendent d'un caractère particulier, parce qu'ils sont souvent aussi dangereux que difficiles à reconnaître, quand on examine les chevaux que l'on est appelé à choisir pour le service militaire.

Les chevaux d'un tempérament bilieux, trop énergiquement prononcé, présentent souvent deux modifications de caractère qui ont l'une et l'autre de grands inconvéniens. Les uns sont naturellement colériques, méchans, hargneux et traîtres; ils maltraitent, dans toutes les occasions où ils le peuvent, et même sans y être aucunement excités, l'homme et les autres chevaux, tantôt en donnant quelques indices précurseurs de leur mauvaise intention, mais d'autres fois aussi sans que l'on ait aucun moyen de la deviner. Au reste, ils ne se montrent souvent ni indociles aux instructions, ni moins propres aux exercices de la cavalerie, ni moins tranquilles dans les rangs, au moins tant que la troupe est dans le repos. Les autres n'entrent en fureur, ne se montrent colères, et ne font des actes de méchanceté que lorsqu'ils y sont excités, soit par de mauvais traitemens actuels, soit par le souvenir de mauvais traitemens antérieurs, soit enfin par une aversion particulière pour certains objets : aussi, sont-ils plutôt irascibles et vindicatifs que véritablement méchans, puisqu'ils ne se montrent pas tels dans tous les temps, ni avec toutes les personnes. Ceux-ci demandent à être conduits par des moyens de douceur, et souvent même il arrive que, par de tels procédés, on en obtient, sans résistance de leur part, tout ce qu'on leur demande; tandis qu'une méthode opposée ne serait propre qu'à aggraver le fâcheux défaut de leur caractère. Mais avec les premiers, au contraire, on observe quelquefois, quand les moyens doux essayés les premiers ont été sans succès, que de fortes corrections appliquées à propos et convenablement, en les intimidant, les rendent enfin craintifs, moins dangereux, et leur font, sinon perdre leur méchanceté naurelle, au moins renoncer à la dangereuse habitude de l'exercer dans toutes les occasions. Au reste, on remarque que ce changement avantageux n'a ordinairement lieu que dans les sujets les plus faibles, et que ceux qui sont plus vigoureusement constitués, qui sentent mieux tout ce qu'ils peuvent avec les forces dont la nature les a favorisés, résistent aussi plus souvent à toutes les épreuves que l'on peut faire pour les corriger. Enfin, quand les chevaux ne se montrent méchans que parce que l'on s'est plu à leur faire contracter la mauvaise habitude de mordre et de frapper, il est toujours bien plus facile de la leur faire perdre, que de détruire dans céux où elle existe la disposition naturelle qui les porte à la méchanceté.

5.

Un vice majeur que présentent souvent les chevaux d'une constitution nerveuse, ainsi que quelques autres chevaux d'un tempérament bilieux, consiste dans cette vive impatience, cette indomptable mobilité, cette activité non interrompue de mouvemens désordonnés, qui préviennent, outre-passent ou contrarient la volonté du cavalier ; défaut fâcheux, qui porte quelquefois le désordre dans les rangs, et dont le plus grand inconvénient est cependant d'user trop promptement l'énergie de ces animaux : en sorte que la faiblesse naturelle de ces chevaux, d'abord si impétueux, si bouillans, augmente ensuite et aggrave, d'une part, la fatigue qu'ils éprouvent bientôt quand ils sont obligés de continuer l'exercice dans lequel ils se sont épuisés dès ses premiers instans ; d'autre part, tous les mauvais effets qui en résultent pour leur santé, ordinairement très-délicate.

Les chevaux faibles de corps et de santé sont souvent plus timides que les autres, et, communément, éprouvent plus de difficulté, plus de lenteur, pour s'habituer au bruit de la musique, des tambours, des armes à feu, à la vue des drapeaux, des armes, des plumets et des troupes en bataille ; mais les chevaux forts et bien constitués, en qui la vigueur est unie à une santé robuste, après avoir montré d'abord et pendant quelque temps la crainte la plus forte de tous ces objets, finissent quelquefois par s'animer tellement à leur bruit ou par leur vue, qu'ils entrent alors en fureur, s'animent extraordinairement, et se précipiteraient sur ces mêmes objets, s'ils n'étaient fortement maîtrisés et retenus.

Sexe.

On pourrait croire peut-être, en examinant la chose légèrement, que le sexe n'a qu'une influence peu marquée sur l'aptitude des chevaux aux travaux de la vie militaire. A la vérité, ces animaux, de quelque sexe qu'ils soient, peuvent y être appliqués avec avantage quand ils sont bien choisis ; mais il n'en résulte pas, néanmoins, que le vétérinaire militaire doive ignorer et négliger les inductions à tirer du sexe des chevaux, non plus que de connaître les influences diverses qu'il peut exercer sur leur santé, comme sur la bonté de leurs services.

Les chevaux entiers seraient plus beaux, plus forts, plus fiers, plus courageux, plus vifs, d'une meilleure santé, sans doute, et d'une vigueur plus soutenue, que les chevaux hongres ; mais on ne peut les admettre chez nous pour le service de la cavalerie ; leur caractère hargneux, souvent méchant, presque toujours colère ; l'impossibilité de les séparer convenablement tant entre eux que des autres chevaux ; leur ardeur trop souvent impatiente, qui s'oppose à ce qu'ils demeurent immobiles dans les rangs ; la nécessité de recevoir dans nos troupes à cheval un certain nombre de jumens, etc. : toutes ces causes nous ont conduits à contracter l'usage de n'admettre dans nos remontes que des jumens et des chevaux châtrés.

Mais ces derniers, avec les organes de la génération, dont l'influence sur le reste de l'organisme est toujours si marquée, ont perdu une partie de leur gaîté, de la force, de la vivacité et du courage qu'ils auraient dû avoir. Ces changemens toutefois ne sont pas les seuls que l'on observe dans le cheval hongre : il acquiert plus de mollesse dans la fibre ; ses formes, moins énergiquement prononcées, deviennent plus mollement arrondies ; son œil est moins animé ; toutes les parties de son corps sont plus empâtées ; ses poils sont moins fins, moins brillans, plus épais ; il devient aussi lent, mou, paresseux, et se montre plus exposé aux maladies de langueur, ainsi qu'à toutes les affections chroniques. Souvent même la castration favorise, contre les règles ordinaires de l'accroissement, le développement défectueux de quelque partie, aux dépens des autres régions du corps ; en sorte qu'un cheval châtré avant que sa croissance soit complète, et qui était très-beau quand il a subi cette opération, peut devenir ensuite, en achevant son accroissement, un animal très-disproportionné, et changer même tellement de disposition, qu'il soit alors tout-à-fait impropre au service auquel il paraissait auparavant pouvoir convenir le mieux. C'est principalement pour cette raison que l'on ne saurait trop s'élever contre cette pratique, suivie maintenant dans nos remontes, et qui consiste à recevoir les chevaux avant qu'ils aient été châtrés ; car il en résulte qu'une partie de ces chevaux, ceux sur lesquels la castration a une influence défavorable à leur développement (et que l'on était, au reste, éloigné de prévoir), deviennent, quand ils appartiennent déjà au Gouvernement d'une manière irrévocable, ou très-défectueux, ou d'une très-mauvaise santé : aussi devrait-on, comme on le pratiquait autrefois dans les remontes, n'admettre jamais, pour éviter des chances aussi défavorables, que des chevaux châtrés au moins depuis quelques mois.

On n'a pas tous ces inconvéniens à craindre quand on fait choix de jumens pour faire partie des remontes ; elles sont ensuite ordinairement plus douces que ne le seraient les chevaux entiers, et ont souvent plus de vivacité, de gaîté, d'ardeur naturelle que les chevaux hongrés ; mais elles sont aussi plus délicates que ceux-ci, et leur faiblesse constitutionnelle, attribut de leur sexe, les rapproche, pour toutes les autres particularités relatives à leurs qualités et à leur complexion, des défauts que l'on observe dans les chevaux qui ont subi la castration : au reste, elles ont, de plus que ces animaux émasculés, l'inconvénient d'être exposées aux maladies de leur sexe, dont elles conservent les organes, aux chances et aux embarras de la gestation, du part et de la lactation.

Beauté.

Je terminerai ce qui est relatif au choix des chevaux destinés pour le service des armées, en faisant observer que quand il s'agit d'y procéder, il importe sur-tout de ne point perdre de vue le service auquel ils doivent être appliqués. Il convient donc alors, pour ne point errer dans son choix, de bien se pénétrer de cette vérité, que la beauté, loin d'être, pour ces animaux, un objet purement idéal, ou de simple convention, résulte, au contraire, de formes et de qualités toujours relatives au service pour lequel on doit les choisir; et que ces qualités sont aussi absolues, quoique différentes pour chacun d'eux, dans le cheval de selle que dans le cheval de trait. Aussi, rien ne doit être laissé à l'arbitraire dans un sujet d'une si haute importance, sur lequel les goûts, les préventions particulières, ne doivent jamais avoir la plus légère influence, et dans lequel enfin l'observation , éclairée par des connaissances suffisantes , peut seule servir de guide certain : car, comme on ne doit choisir ces chevaux que pour en tirer un bon service , serait-il raisonnable , serait-on excusable, d'accorder une injuste préférence à un genre quelconque de beauté purement idéal dans un animal qui ne doit avoir de prix que par son utilité ? Cependant , les idées que l'on s'est faites à différentes époques sur les formes extérieures qui devaient constituer la beauté dans le cheval ont souvent varié , et n'ont eu le plus ordinairement alors pour fondement que les préjugés, le caprice ou la mode ; mais l'homme sensé et véritablement instruit doit-il jamais embrasser des idées aussi absurdes , souvent aussi fausses , et qui d'ailleurs sont toujours d'autant plus variables, qu'elles sont moins en rapport avec la raison ? Un reproche à faire aux auteurs français pour les opinions émises par eux , à diverses époques, sur les caractères extérieurs de la beauté dans

le cheval, c'est d'en avoir placé les conditions plutôt dans des formes qui, par
leurs contours gracieux, ou par d'autres
dispositions aussi fictives, sont tout au
plus propres à flatter la vue, que dans
des formes réputées par eux être bien
moins belles, mais auxquelles l'expérience prouve cependant que les bonnes
qualités propres aux chevaux de certains
services, et issus de certaines races, se
rattachent toujours d'une manière presque absolue et souvent exclusive.

Ainsi donc les idées par lesquelles on
doit être guidé dans le choix des chevaux
de troupe sont, que la beauté, considérée dans ces animaux qui n'ont de prix
que par les services qu'ils peuvent rendre, n'est point un objet purement idéal,
comme on aurait pu le penser ; qu'elle
se rattache inséparablement à la bonté
et à la valeur réelle ; et que son idée,
positive, absolue, dans chaque cheval spécialement propre à un genre de service
quelconque, est en lui inhérente à des

conditions invariables ; mais que pour les chevaux propres àun autre genre opposé de service, ces conditions, non moins exclusives en eux que chez les premiers, ne sont cependant plus, ne peuvent plus être les mêmes : en sorte que, variables si on les considère dans les chevaux en général, elles sont, au contraire, fixes et identiques pour tous ceux qui sont destinés à un même genre de travail.

DEUXIÈME PARTIE.

DES REMONTES.

PREMIÈRE SECTION.

DES DIFFÉRENTES MANIÈRES DE REMONTER LA CAVALERIE.

Les remontes se font de différentes manières, et elles ont toutes leurs avantages et leurs inconvéniens, que le vétérinaire militaire ne doit point ignorer. Il doit d'autant moins être étranger à tout ce qui les concerne, qu'il peut s'y trouver fréquemment employé, et que plusieurs causes qui influent sur le choix plus ou moins avantageux des chevaux qu'elles peuvent fournir ou procurer dépendent souvent essentiellement de la manière même dont ils ont été acquis pour le service militaire.

Toutes les manières de remonter les troupes à cheval se réduisent à deux modes généraux. Les unes fournissent des chevaux qui ont déjà servi ou travaillé, et qui sont, par conséquent, plus ou moins fatigués, même usés ; les autres ne fournissent que des chevaux jeunes, absolument neufs et sans aucune instruction.

Chevaux qui ont déjà servi.

Dans le premier cas, on observe, relativement aux chevaux qui arrivent ainsi dans les corps, pour les remonter, les choses suivantes :

1°. Lorsque des chevaux provenant de quelques corps nouvellement *licenciés* sont versés, par ordre du Gouvernement, dans d'autres régimens, ces chevaux doivent alors être reçus par ceux-ci dans l'état même où ils se trouvent ; et tout ce qu'ils peuvent faire, dans ces cas, si les chevaux qui leur sont ainsi donnés sont dans un état d'embonpoint, de propreté ou de santé peu satisfaisant, c'est de faire convenablement constater toutes ces choses dès l'arrivée de ces chevaux, afin de se mettre à couvert des inculpations mal fondées par lesquelles on pourrait ensuite vouloir leur imputer les pertes qui, pour ces causes, surviendraient parmi ces animaux. Il arrive souvent alors que, dans le nombre des chevaux que l'on envoie de cette façon à de nouveaux corps, et même malgré que l'on ne manque jamais de leur en préconiser à l'avance le bon état, il s'en trouve cependant une certaine quantité qui sont déjà plus ou moins impropres au service militaire ; tandis que d'autres sont atteints de maladies qui doivent leur être funestes, ou même d'affections qui pourraient se transmettre à d'autres chevaux : en sorte que, dans ce dernier cas, le dessein mal réfléchi de conserver quelques animaux d'une faible valeur peut conduire à infecter de maladies très-dangereuses des corps dans lesquels on les aurait trop inconsidérément introduits.

2°. Il en est de même à - peu - près pour tout ce qui concerne les chevaux soumis à cette mesure, quand des détachemens, des escadrons entiers, ou même des corps complets sont fondus par *incorporation* dans d'autres régimens; la seule différence qui existe entre ce cas et le précédent, sous le rapport du service des vétérinaires attachés aux corps qui reçoivent ces chevaux, c'est la possibilité d'obtenir, quand cela devient nécessaire, des cavaliers qui sont venus avec ces animaux de leur premier régiment, les renseignemens tant généraux que particuliers que l'on pourrait désirer obtenir sur les temps précurseurs de l'époque de leur arrivée dans leur nouveau corps, avantage dont on est privé dans le cas précédent; et cependant il ne se présente ensuite que trop d'occasions de sentir combien on en peut retirer d'utilité dans un grand nombre de circonstances différentes.

3°. On a vu, dans quelques cas, des chevaux peu propres par leurs qualités au service des régimens auxquels ils appartenaient en premier lieu, *passer* ensuite, par mesure particulière, dans un corps d'une autre arme, où l'on présumait qu'ils pourraient rendre un meilleur et plus convenable service. Les considérations précédemment exposées sont également applicables à ce cas particulier; mais une réflexion qu'il inspire, et dont l'exactitude au reste se fonde sur l'expérience, c'est que le régiment qui obtient qu'on le débarrasse, par une telle mesure, des chevaux inaptes à son service, peut bien ne pas désigner uniquement comme tels ceux qui, par leurs qualités propres, ne conviennent pas à son arme, et profiter, par conséquent, d'une circonstance qui lui est si favorable, pour se défaire aussi de quelques chevaux que des défauts particuliers, et quelques vices ou plus ou moins dangereux ou incorrigibles, ont fait prendre en une certaine aversion.

4°. Toutes les réflexions précédentes, applicables aux chevaux qui arrivent dans les corps par une mesure indépendante du choix de leurs chefs et de l'examen préalable des personnes qui pourraient les juger avant leur admission , s'appliquent aussi aux chevaux *pris* en campagne à la cavalerie ennemie , et qui sont ensuite employés soit en masse , soit individuellement, au service d'un corps, de même qu'à ceux qui auraient été pris chez les habitans , dans les pays conquis, par les cavaliers démontés.

5°. Enfin, les *saisies* en masse, les *impositions* opérées en temps de guerre dans ces pays conquis, comme les *dons* au Gouvernement et les *réquisitions* faites en France dans des temps différens, avaient sans doute l'avantage d'épargner, en dépenses actuelles, le prix de l'achat des chevaux qui en provenaient; mais toutes ces mesures générales n'ont jamais eu, relativement aux différens services des armées, d'autres résultats bien remarquables que celui de leur fournir souvent des chevaux sur le choix comme sur l'emploi desquels on était d'autant moins difficile, qu'ils coûtaient ou paraissaient coûter moins. Ils étaient donc souvent d'autant plus impropres au service particulier auquel on les appliquait, que la rareté des chevaux, aux époques difficiles où ces mesures étaient prises pour remonter la cavalerie, ne permettait pas non plus d'en trouver une assez grande quantité qui fussent vraiment faits pour les différens services de toutes les armes : en sorte que les corps étaient mal montés, au moins par la plus grande partie de ces mesures, et que les chevaux qu'elles fournissaient duraient aussi d'autant moins, qu'ils étaient soumis à des travaux auxquels leurs qualités particulières les rendaient communément très-peu propres.

Chevaux neufs.

Il y a aussi, relativement aux remontes proprement dites, c'est-à-dire
à celles qui fournissent aux corps de
troupes des chevaux jeunes et qui n'ont
jamais servi, plusieurs considérations
que nous allons examiner successivement ; car ces remontes se font ou se sont
faites, à diverses époques, de plusieurs
manières, qui ont toutes une influence
marquée sur la plus ou moins grande
aptitude des chevaux qui en proviennent
pour le service militaire.

1°. Quand, avant la révolution, les
compagnies étaient au compte des capi-
taines, ces officiers, soit dans le cas où,
se piquant d'émulation, ils rivalisaient
d'amour-propre pour avoir leurs compagnies mieux montées que les autres,
soit, au contraire, dans celui où une
parcimonie blâmable les portait à éviter
les dépenses qui leur auraient procuré les
chevaux les plus propres à les remonter

avantageusement; dans ces deux cas, dis-je, ces officiers achetaient ou faisaient acheter, très-jeunes, des poulains d'une plus ou moins belle espérance, qu'ils faisaient soigner et nourrir convenablement, et dont ils formaient ensuite, après les avoir suffisamment attendus, en prenant toutes les précautions nécessaires pour assurer le succès de cette opération, des chevaux pour monter leurs cavaliers. On ne peut adresser qu'un seul reproche à ce mode de remonte, qui, au reste, n'est plus en rapport avec nos institutions militaires actuelles : c'est que, parmi ces chevaux, achetés trop jeunes pour que l'on puisse juger bien sûrement quelles devaient être leur conformation et leurs qualités après leur développement complet, un certain nombre devaient acquérir, en prenant leur accroissement, des défauts essentiels, et demeuraient souvent alors impropres au service auquel ils avaient été auparavant destinés.

Mais, depuis la révolution, plusieurs autres manières de procéder aux remontes ont été successivement essayées, quittées, reprises, et dès-lors souvent variées par le Gouvernement.

Chevaux reçus par les Corps.

2°. Le plus communément les conseils d'administration des corps passaient directement avec des fournisseurs, d'après l'autorisation du ministère de la guerre, des marchés pour la livraison d'un certain nombre de chevaux, ou bien le ministère passait lui-même ces marchés au nom et en faveur de chaque corps séparément. Dans l'un et l'autre cas, les conseils d'administration recevaient, à des époques fixes et par des livraisons régulières, faites en un temps déterminé, les chevaux qui leur étaient destinés, et qui, dès l'instant de leur réception, sauf les cas d'exclusion voulus et spécifiés, soit par le marché, soit par les lois sur les cas de maladies et de vices redhibitoires , appartenaient irrévocablement aux corps de cavalerie , malgré que leur réception dût toujours être approuvée ensuite par les inspecteurs généraux. Les avantages de ce mode de remontes étaient a, de réunir dans les personnes qui composaient le conseil et dans celles qui étaient appelées à l'assister de leurs lumières une masse de connaissances, qui était sans doute l'une des plus grandes garanties d'un bon choix de chevaux; b, de pouvoir rendre les conseils d'administration, d'ailleurs directement intéressés à ne rien négliger pour faire de bons choix, responsables non-seulement de l'état des chevaux au moment de leur réception, mais encore, par la suite, de leur conservation, sur laquelle leur degré d'aptitude au service a tant d'influence; c, de laisser au compte des fournisseurs, auprès desquels les corps pouvaient directement avoir recours, les chevaux de remonte tout aussi long-temps qu'ils n'étaient pas hors des dangers de la

gourme, de la dentition, de la castration et de leurs suites ; *d*, enfin, d'éviter
d'autres pertes qui demeurent aussi aujourd'hui à la charge du Gouvernement ;
car, comme les chevaux étaient ordinairement conduits au lieu de station du
corps par les fournisseurs eux-mêmes, il
en résultait que, pendant la route, et à
leur arrivée à leur destination, ceux qui
tombaient malades, comme ceux qui
venaient à périr, n'étaient perdus que
pour le marchand, qui demeurait seul
chargé des risques et périls de l'entreprise, jusqu'à ce qu'il eût livré les chevaux
sains dans le lieu désigné. Mais si tels
étaient les avantages de ces remontes,
elles présentaient quelquefois aussi de
plus ou moins grands inconvéniens. D'a-
bord quand les régimens se trouvaient placés loin des pays qui pouvaient fournir les
chevaux les plus propres à leur arme, le
Gouvernement et les conseils d'administration, ou bien éprouvaient des difficultés
pour trouver, à des conditions avantageu-

ses, des fournisseurs qui voulussent entreprendre les remontes de ces corps en chevaux qui leur convinssent parfaitement, ou bien ils se voyaient, faute de mieux, dans la nécessité d'admettre dans leurs remontes des chevaux des contrées voisines de leurs garnisons, et moins convenables pour leur service que ceux d'autres pays plus éloignés. D'autres désavantages de ce mode de réception des chevaux consistaient *a*, dans le peu de temps que l'on avait ordinairement pour examiner et juger les chevaux; *b*, dans l'impossibilité d'essayer leurs moyens, de s'assurer de leur docilité, de reconnaître leur capacité pour le service autrement que par quelques temps de *trot* ou de *galop* souvent trop prolongés, et par conséquent insuffisans pour faire apercevoir certaines difficultés existantes dans l'acte de la respiration, certaines claudications, ou quelques autres maux latens qu'un exercice soutenu pouvait seul rendre sensibles; *c*, dans l'inattention et la confusion qui, à la fin, résultaient souvent, dans une longue vacation non interrompue, de la réception d'un grand nombre de chevaux ; *d*, enfin, dans la fatigue de la vue et la distraction de l'esprit, produites par la multitude des choses successivement examinées. Aussi, toutes ces causes exposaient-elles quelquefois, malgré tout le zèle que l'on pouvait apporter à ces opérations, à commettre des erreurs d'où résultaient quelques mauvais choix, auxquels on ne pouvait plus remédier après la réception des chevaux.

Dépôts généraux des Remontes.

3°. Une autre manière de remonter la cavalerie, dont le plus précieux avantage devrait être de permettre d'éviter les derniers inconvéniens que je viens de reprocher au mode dans lequel les chevaux étaient reçus par les régimens eux-mêmes, c'est l'établissement des dépôts généraux de remontes, où l'on reçoit indistinctement tous les chevaux propres aux différentes armes, pour les répartir ensuite dans les divers corps auxquels ils paraissent convenir le mieux. Là, les chevaux reçus dans leur pays sont souvent très-jeunes et ordinairement encore entiers quand ils sont achetés pour le Gouvernement. Ensuite, si on ajoute à ces deux grands désavantages qu'en examinant légèrement la chose, ils peuvent, à la vérité, paraître ne pas coûter plus au Gouvernement que dans le mode précédent, puisqu'ils ne sont guère payés, en effet, que le même prix ; mais que si, comme on le doit pour s'en faire une idée exacte, on rapproche du prix qu'ils ont été primitivement payés l'augmentation que doivent y apporter non-seulement les dépenses à faire pour l'entretien de ces dépôts, mais encore celles du montant des pertes si multipliées qui surviennent parmi ces jeunes animaux, avant qu'ils soient propres à rendre le moindre service, ainsi que les frais de la nourriture et des soins qui leur sont donnés dans le même temps, on sentira bientôt que, au moins sous le rapport de l'économie dans les dépenses, ce mode de remonte est bien loin d'être aussi avantageux qu'on avait pu l'espérer. Au reste, les avantages qu'il présente me paraissent être les suivans : *a*, puisque les chevaux ne devraient guère y être présentés qu'en petit nombre à-la-fois, si les intentions du Gouvernement (qui sont que dans ces dépôts les chevaux soient achetés directement de ceux qui les élèvent) peuvent être suivies, on doit pouvoir y accorder assez de temps à leur examen pour les bien juger, puisqu'on a alors la possibilité de prendre tous les moyens de procéder à un jugement éclairé par une attention sévère, et qui n'est ici ni fatiguée ni distraite par la multiplicité des objets, ni précipitée ou troublée par l'effet même d'une attention trop long-temps continuée ; *b*, les chevaux, étant achetés des cultivateurs eux-mêmes, doivent communément être bien moins adroitement préparés ou présentés, et sur-tout moins souvent *maquignonnés*, dans l'intention de masquer leurs défectuosités, leurs vices, leurs tares ou leurs maladies ; *c*, comme les chevaux, qui y sont reçus, peuvent n'être ensuite répartis que lorsqu'on a eu le temps de mieux juger, en les examinant à diverses reprises, à quelle arme ils couviennent le plus, on peut éviter ainsi l'un des inconvéniens que j'ai reprochés aux remontes reçues par les régimens eux-mêmes, puisque, quand des chevaux reçus au premier examen pour une arme quelconque se montreraient ensuite peu aptes à son service, il serait encore temps alors de les désigner pour celui auquel ils conviendraient le mieux. Mais les principaux inconvéniens que l'on peut assigner à ce mode de remontes sont ceux qui suivent : *a*, quelquefois les chevaux, au lieu d'y être achetés des cultivateurs, le sont, au contraire, des marchands et par des livraisons collectives ;

et alors on y retrouve tous les désavantages que présentent les grandes réceptions de chevaux ; *b,* les personnes chargées de recevoir les chevaux dans ces dépôts ne sont pas aussi essentiellement intéressées à ce qu'ils puissent faire un bon service que les corps mêmes où ils doivent être employés ; *c,* ces mêmes personnes ne peuvent plus, aussitôt que ces chevaux ont quitté le dépôt, être rendues responsables de leur conservation et de la continuité de leur aptitude au service, dont, d'un autre côté, les corps se trouvent aussi à couvert, par cela seul que le choix de ces chevaux n'a pas dépendu d'eux, et que cependant, quelque mauvais qu'ils puissent être, la charge ne leur en est pas moins imposée ; et il résulte aussi delà que les corps n'ayant plus, sous le rapport de la réception de ces chevaux, leur responsabilité à mettre à couvert, ils peuvent, dans quelques cas, s'intéresser bien moins à ce qu'ils prospèrent, que s'ils les avaient acquis par un choix libre de toute influence supérieure, et dont ils demeureraient ensuite les uniques garans; *d*, comme on y reçoit très-souvent des chevaux si jeunes, qu'ils n'auraient pas été admis dans les remontes faites par les corps, non-seulement ces animaux présentent le désavantage de devoir être attendus un temps plus ou moins long, ainsi que celui de se voir exposés à être quelquefois employés beaucoup trop tôt pour le service, et par conséquent à être usés prématurément; mais encore on en voit un très-grand nombre qui, en achevant de se développer, deviennent tout aussi impropres au service militaire qu'ils paraissaient lui bien convenir quand ils ont été achetés; *e*, enfin, l'un des plus grands inconvéniens actuels des dépôts généraux institués pour les remontes de la cavalerie est, sans contredit, l'extrême lenteur avec laquelle on parvient à y réunir une quantité nécessaire de chevaux, qui rarement, en outre, ont les qualités convenables au service auquel ils sont destinés. Néanmoins, et quoi qu'il en soit, on a vu quelquefois des remontes de ce genre produire d'excellens chevaux de toutes armes ; mais elles étaient faites dans des pays conquis, très-peuplés de chevaux, et non encore épuisés par une excessive consommation de ces animaux, où rien n'était ni ménagé ni épargné pour assurer le succès de ces entreprises ; et c'est véritablement ainsi que nous avons vu les plus belles remontes être fournies à nos troupes à cheval, alors très-nombreuses, par M. le maréchal duc *de Trévise*, lors de la conquête du Hanovre, et par M. le lieutenant général *Bourcier*, dans les campagnes de Prusse ; et enfin, dans d'autres cas aussi remarquables par plusieurs autres généraux français, soit en Espagne, soit dans d'autres pays alors occupés par nos troupes.

4°. Ce que je viens de dire des dépôts généraux des remontes s'applique également, mais à quelques exceptions près, à ces réceptions d'un grand nombre de chevaux, faites dans quelques circonstances par des commissions particulières nommées par le Gouvernement.

Manière qui semblerait préférable.

5°. Enfin, dans quelques cas particuliers on a vu les régimens faire acheter à leur compte par des personnes du corps, soit dans les foires, soit chez les cultivateurs qui les élèvent, un plus ou moins grand nombre de chevaux à-la-fois. Ce mode de remontes, ainsi que celui qui consiste à charger de l'achat des chevaux dans les campagnes des officiers du corps choisis parmi les plus experts en connaissances relatives à ces animaux, et qui sont envoyés, soit seuls, soit avec les personnes que l'on juge convenable de leur adjoindre dans les pays dont ils connaissent le mieux les habitudes, les localités et les chevaux, me semblent mériter la préférence, au moins dans bien des cas, sur tous ceux précédemment cités : car, dans ces deux cas, les chevaux, étant examinés sans maquignonnage préalable, autant de temps et de telle manière qu'on le croirait convenable, pourraient être mieux jugés ; ensuite les officiers qui seraient chargés d'en faire l'acquisition ne pourraient qu'être animés du désir de prouver leur zèle par de bons choix ; mais il en résulterait sur-tout d'autres avantages qui leur sont particuliers : car, quoique le prix de ces chevaux ne serait pas, en effet, plus élevé que celui auquel on les achète actuellement, on pourrait cependant faire toujours de bien meilleurs achats que les marchands qui se chargeraient des remontes, parce que ceux-ci doivent nécessairement s'assurer un profit assez grand pour obtenir un certain bénéfice, après avoir en outre compensé les dépenses et les pertes prévues de l'entreprise. Or, en mettant, au contraire, à l'acquisition des chevaux toute la somme fixée pour cet objet, comme on les paierait, en effet, plus cher que ces marchands, on trouverait à faire des choix supérieurs, et par conséquent on se procurerait de plus beaux et de meilleurs chevaux. Enfin, quand, tout en achetant un bon cheval, il arriverait que l'on n'y aurait pas mis tout le montant du prix accordé par le Gouvernement, on pourrait ajouter l'épargne faite ainsi sur l'achat d'un cheval à l'acquisition d'un autre, qui, coûtant plus que le prix fixé, devrait être supérieur encore, tant en beauté qu'en qualités. Au reste, si cette manière d'acheter les chevaux pour remonter les troupes à cheval était jamais essayée, il arriverait sans doute quelquefois, malgré le zèle et tous les soins que les officiers y apporteraient, que des erreurs seraient commises, et qu'il en résulterait quelques mauvais choix ; mais quel est le mode de remonte qui en soit exempt, et qui en outre puisse offrir autant de garanties contre cet inconvénient ? Aussi, me semble-t-il que, quand on voudra examiner la chose de bonne foi et sans préjugé comme sans prévention, on ne pourra manquer d'être frappé des avantages nombreux que celui-ci laisse espérer, et que l'on serait dès-lors en droit d'en attendre, s'il se trouvait en rapport avec la marche régulière de notre comptabilité.

DEUXIÈME SECTION.

DE LA RÉCEPTION DES CHEVAUX.

Manière d'y procéder.

Les personnes chargées d'assister à des réceptions de chevaux doivent y regarder leurs fonctions comme d'autant plus importantes, que du choix éclairé de ces animaux dépendent et la bonté et la durée de leur service, ainsi que leur aptitude à résister aux causes nombreuses de maladies auxquelles ils seront exposés sans relâche dans la vie militaire.

Dans les dépôts généraux, on doit

moins considérer, dans l'examen des chevaux, leur aptitude plus caractérisée pour un service que pour un autre, que les conditions générales d'énergie, de solidité, de force et de santé que l'on doit exiger dans tous les chevaux de troupe, puisque après leur réception ils peuvent être donnés à l'arme pour laquelle leurs qualités spéciales les rendent véritablement plus propres. Mais il n'en est pas de même lorsqu'on est chargé d'examiner, pour un seul régiment, des chevaux destinés à y faire exclusivement le service de l'arme à laquelle il appartient : car, dans ce cas, la première chose à laquelle on doit attacher toute son attention, c'est à reconnaître si les chevaux réunissent la taille, les formes, les qualités exclusives qui les rendent propres à cette arme, et qui, alors, sont les conditions indispensables de leur admission. Mais cette différence essentielle une fois observée, les devoirs des personnes chargées des remontes sont les mêmes dans toutes les circonstances ; et comme dans l'examen de tout objet compliqué il faut s'imposer un ordre qui ne permette pas d'oublier et de négliger aucun des points importans de cet examen, je crois devoir exposer ici celui qui me semble pouvoir être suivi avec le plus de succès, et qui me paraît mériter la préférence non-seulement parce qu'il s'applique le mieux à toutes les circonstances, mais encore comme le plus propre à sauver de toute erreur grave. Voici quel est cet ordre :

Examen des Chevaux.

1°. Saisir d'un coup d'œil aussi prompt que rapide l'ensemble des formes de l'animal, d'abord pour juger sa figure et sa force, puis le rapport de son extérieur avec les qualités qu'exige le service pour lequel on le destine.

2°. Interroger tout aussi rapidement l'ensemble de l'organisme pour se faire une idée de la constitution du cheval et de son état ordinaire de santé.

3º. Examiner l'âge, les barres et les yeux.

4°. Juger le cheval au *pas*, au *trot*, au *galop*, et enfin dans tous les mouvemens, dans toutes les actions que l'on croit devoir en exiger, ou auxquelles il peut sembler nécessaire de le soumettre pour le mieux connaître.

5°. Enfin, quand le cheval convient sous tous les rapports précédens, le *placer* pour le toiser; examiner ensuite toutes les parties de son corps d'une manière successive et dans l'ordre ordinaire, en arrêtant particulièrement son attention sur celles dont les défauts, les tares, les maladies ont une plus grande influence sur la bonté du cheval, et enfin faire lever les pieds l'un après l'autre, tant pour les examiner aussi que pour juger si le cheval est doux et s'il est facile à ferrer. C'est ainsi que, ne passant que successivement à chaque partie de cet examen, et que quand celle qui la pré-

cède est favorable à l'admission du cheval, on épargne souvent un temps qui
peut devenir bien précieux pour l'examen des autres chevaux.

Attention que le Vétérinaire doit avoir.

Cet examen étant fait avec toute la
rigueur possible, les vétérinaires employés dans les remontes doivent rendre
compte aux chefs avec lesquels ils reçoivent les chevaux du jugement qu'ils en
portent, en motivant leur opinion tou-
chant l'admission ou le refus, sur les
qualités, les défauts, les maladies, les
tares ou les vices, comme en leur faisant bien sentir quelle peut être leur influence sur la santé, ainsi que sur la bonté
et la durée du service.

Dans les remontes où il n'y a qu'un
vétérinaire, comme, au moins sous le
rapport de la santé, il est souvent la
seule personne qui puisse juger, avec
connaissance de cause, de toutes les conditions exigibles dans les chevaux à re-

cevoir, on sent sur combien d'objets différens il doit également porter son attention ; combien, par conséquent, elle
peut être partagée par leur importance
particulière, et distraite par leur diver-
sité. Aussi, ce n'est qu'en adoptant un
ordre invariable d'examen qu'il pourra
éviter le risque de s'exposer à des omis-
sions plus ou moins graves. Enfin, il arrive souvent dans les remontes que l'on
a si peu de temps à accorder à l'examen
d'un cheval, que ce n'est qu'en y procédant dans un ordre constant, et que par
une grande habitude de voir et de juger
les chevaux, ainsi que par une grande
connaissance de tout ce qui concerne l'espèce en général, les races en particulier,
les qualités qui conviennent pour les différentes armes, l'influence de certaines
constitutions, de certaines conformations
particulières sur les qualités, les vices,
ou la santé des chevaux, etc., que l'on
peut parvenir toujours à faire de bons
choix, comme à rejeter sûrement tous

ceux de ces animaux qui ne conviennent pas pour le service militaire.

Un vétérinaire instruit et expérimenté peut donc être fort utile dans les remontes; mais il doit, pour qu'il en soit ainsi, avoir pu obtenir, avant tout, la confiance des officiers avec lesquels il y est employé : sans quoi, comme il n'existe pas de réglement sur les remontes qui assigne à chacun les véritables fonctions qu'il devrait y remplir, et comme l'usage établi, quelles que puissent être les connaissances que possèdent ou non les officiers attachés comme lui à ces remontes, n'accorde au vétérinaire que voix consultative dans la réception des chevaux, il en résulte souvent que, malgré son avis, quelque fondé qu'il soit, des animaux qui ont dans leur conformation, dans leur santé, dans leurs vices plus ou moins cachés, des causes graves d'exclusion, sont cependant admis et demeurent ensuite impropres au service; tandis que, par la même raison, de très-bons chevaux sont quelquefois refusés par de purs motifs de caprices bizarres ou de préventions non moins absurdes.

Causes de refus des Chevaux.

Tout cheval qui ne réunit pas les conditions de solidité, de force, de santé indispensables aux travaux ordinairement si pénibles de la vie militaire, doit être irrévocablement rejeté; il en est de même de ceux qui ne possèdent pas les qualités tant intérieures qu'extérieures qui peuvent seules les rendre propres à l'arme pour laquelle on les destine. Toute maladie contagieuse ou redhibitoire, toute autre maladie aiguë ou chronique plus ou moins grave, ainsi que ses suites, de même que tout vice qui annulle l'apparente aptitude des chevaux au service, sont autant de causes d'un refus absolu pour ceux qui les présentent. Enfin, tout manque de rapport avec les conditions du marché de la fourniture, et relatif à l'âge, à la taille, au sexe, etc., est également un motif plus que suffisant de refus.

Quoique, généralement parlant, les qualités du cheval destiné pour la guerre soient plutôt à considérer que sa conformation dans le choix que l'on se propose d'en faire, il est néanmoins quelques particularités extérieures auxquelles, par l'importance des défauts qui en dépendent, comme des maladies dont elles peuvent annoncer ou l'existence, ou la prédisposition, on doit cependant accorder la plus grande attention. C'est ainsi qu'une tête lourde, volumineuse, empâtée, une vue grasse, un regard languissant, un tempérament très-lymphatique, qui, réunis, annoncent une disposition souvent inévitable à la *fluxion périodique*, et par conséquent à une cécité plus ou moins prochaine, constituent une des principales causes d'exclusion du service militaire ; de même que la disposition aux *eaux aux jambes*, décélée souvent par un état d'engorgement froid et per-

manent·des extrémités, par des crevasses ou des cicatrices anciennes à la peau
du pli des paturons, sur-tout quand
ils coïncident avec le même tempérament lymphatique. C'est ainsi également qu'une conformation défectueuse
de l'œil qui rendrait la vue mauvaise
ou peu sûre; l'étroitesse des cavités na-
sales et des conduits aériens, qui, étant
un obstacle au passage de l'air, nuirait
à la liberté de la respiration; une encolure si courte, une tête si mal attachée,
que le cheval destiné pour la selle n'aurait pas la souplesse nécessaire; un garrot trop large ou trop haut, qui l'expo-
serait à des blessures inévitables; des
côtes si plates, une poitrine si étroite,
qu'elles annoncent ou la souffrance ou
la faiblesse des organes pulmonaires; un
corps trop long, qui indique la faiblesse
inséparable de cette conformation; un
ventre leyreté, qui annonce une santé dé-
licate, la souffrance des organes abdominaux ou un tempérament trop ardent;

un ventre avalé, qui décèle un cheval lourd, paresseux, court d'haleine; des jarrets grêles ou trop coudés, qui, ainsi que l'excès de longueur des paturons, dénotent la faiblesse de ces parties et celle de l'animal, etc., etc., sont autant de motifs d'exclusion pour les chevaux présentés dans les remontes.

Toute affection actuelle ou antérieure des ganglions lymphatiques, qui laisse ou aurait laissé des traces plus ou moins marquées de son existence sur les parties qui en ont été le siége, doit être aussi une cause de refus absolu : car ces affections, si sujettes à récidive, même quand elles ont été plus ou moins complétement guéries, se reproduisent ordinairement par la suite, comme l'expérience le prouve, et peuvent causer plus tard la perte de l'animal par une maladie, qui prend quelquefois des caractères tels, qu'elle peut alors être douée de la propriété de se propager par une contagion spéciale.

Toutes les affections chroniques internes, quelque légères qu'elles puissent paraître, mais principalement les plus légers dérangemens dans l'acte important de la respiration, et sur-tout quand ils peuvent faire craindre ou l'existence de cette maladie ou la disposition prochaine à la phthisie pulmonaire ; les vieilles maladies cutanées, soit qu'elles affectent les caractères d'un simple ulcère atonique, soit qu'elles offrent ceux des maladies scabieuses ou herpétiques invétérées ; tout ulcère des parties cornées, mais principalement le crapaud, etc. : toutes ces maladies, graves par leur nature, plus graves encore et par leur ancienneté et par leurs suites, doivent faire exclure des remontes les chevaux qui en sont ou qui même pourraient en paraître affectés. Il en est de même des maladies qui consistent en un flux chronique ayant lieu par les naseaux, quelque peu dangereuses qu'elles puissent paraître, et enfin de certaines affections intermittentes ou non, de la nature de celles dites *nerveuses*, et qui, telles que l'immobilité, l'épilepsie, etc., sont ordinairement incurables. La gravité que présentent souvent les excroissances fongueuses connues sous le nom de *champignons*, qui suivent quelquefois l'opération de la castration, et le squirrhe des mamelles dans les jumens, doivent faire refuser d'admettre les sujets en qui ils existent. Enfin, une grande multiplicité de porreaux sur quelque partie du corps que ce soit, mais principalement à la tête, au fourreau et dans les paturons, sur-tout quand ces excroissances morbides paraissent dépendre d'un vice habituel de la constitution, est souvent, ainsi que les tumeurs *mélaniques* du fourreau, de l'anus, des glandes salivaires, etc., une cause suffisante d'exclusion, par les suites qu'elles peuvent avoir.

Leur Réception.

Mais dans tous les cas autres que ceux que je viens de mentionner, les chevaux réunissant les conditions que l'on peut exiger en eux quand on veut qu'ils soient vraiment propres au service militaire ; comme il n'existe aucun motif fondé de refus, ils sont ordinairement acceptés, et alors leur réception est presque toujours définitive. Cependant, dans quelques cas particuliers, on ne doit encore admettre que conditionnellement, c'est-à-dire avec une garantie conventionnelle, exactement spécifiée pour chaque cheval dans le procès-verbal de réception, 1°. les chevaux qui ont quelques maladies dont l'apparence pourrait même n'être que peu grave ; 2°. tous les chevaux qui ont des claudications sur la cause desquelles on aurait quelques doutes ; 3°. ceux auxquels on soupçonne quelques vices cachés ; 4°. enfin les chevaux qui ne sont pas dans un état satisfaisant d'embonpoint quand on soupçonne que ce mauvais état peut dépendre d'une maladie latente.

TROISIÈME PARTIE.

DÉTAILS HYGIÉNIQUES RELATIFS AUX CHEVAUX DE TROUPE.

Habitudes à prendre et à quitter.

Les chevaux nouvellement reçus de remonte, en arrivant dans les corps, ont de *nouvelles habitudes* à contracter, et aussi toujours quelques *anciennes habitudes* à perdre. Parmi ces dernières, il en est qu'ils doivent perdre tout de suite, entièrement et sans aucune gradation, parce qu'elles sont incompatibles avec la vie militaire, et d'autres enfin que l'on ne doit s'attacher à leur faire quitter qu'autant que cela se peut sans danger, mais qu'il serait mieux cependant de leur ôter entièrement quand la chose est possible, parce qu'elles sont d'une sujétion souvent trop gênante dans leur nouvelle position.

Nous allons examiner d'abord celles de leurs habitudes antérieures dont ils devront se désaccoutumer ; après quoi, nous exposerons tout ce qui est relatif aux nouvelles habitudes qu'ils auront à prendre, et cela nous mettra dans la nécessité de rapporter ce qui concerne la nourriture, les soins, la manière de vivre, les travaux, etc., des chevaux de troupe. Mais, avant de parler d'une manière particulière de toutes ces choses, je ferai observer que tous ces changemens dans leurs habitudes premières sont pour eux une source féconde de souffrances aussi répétées que prolongées, et de maladies tout aussi graves que dangereuses ; puis enfin, que plus ces habitudes ont eu de durée, que plus les animaux ont vieilli sous leur puissante influence, et plus, quand on les forcera à les abandonner, les effets de la privation qui en résultera, comme les dérangemens qu'ils en éprouveront, seront dangereux et profondément sentis.

La plus commune, la plus inévitable des habitudes contractées par les chevaux avant leur entrée dans les troupes est celle de l'influence particulière que le climat des pays où ils sont nés et de ceux où ils ont été élevés a dû exercer sur eux. Elle les rendra d'autant plus sensibles aux influences contraires des nouveaux climats dans lesquels ils seront conduits, que ceux-ci se montreront plus opposés aux premiers.

Pour beaucoup de chevaux, une habitude très-opposée aux usages de la vie militaire est celle qu'ils ont prise, dans leur jeunesse, de vivre une grande partie de l'année à l'air libre et dans les pâturages, où ils se donnent constamment le mouvement auquel ils sont obligés de se livrer pour paître; tandis que dans les troupes ils sont toujours tenus à la nourriture sèche et enfermés, la plus grande partie du temps, dans des écuries, où l'air est moins pur , moins vif et moins frais que celui que ces animaux respiraient dans les lieux où ils étaient mis à la pâture.

L'habitude de certains travaux d'une nature différente de ceux de la vie militaire , contractée antérieurement par les jeunes chevaux , les rend quelquefois moins propres aux exercices de leur nouvelle situation : aussi , le cheval qui aura été mis de trop bonne heure et trop long-temps au service du trait sera-t-il peu propre et peu agréable à celui de la selle, et même peu disposé à s'y ployer ensuite; tandis que le cheval , qui , monté comme bidet , aurait ainsi contracté les fausses allures *du pas relevé* et de *l'amble*; et que celui qui , déjà trop fatigué par ce service, aurait pris l'allure bien plus désagréable et plus choquante encore du *traquenard*, perdraient difficilement ces habitudes vicieuses , pour se ployer au mécanisme des allures , dites *naturelles*, les seules auxquelles on soumet les chevaux dans les manœuvres de la cavalerie.

A leur arrivée dans les corps, les chevaux y apportent encore assez souvent d'autres habitudes non moins fâcheuses que les précédentes, et qu'il est quelquefois aussi impossible de découvrir en les examinant pour en faire choix qu'il est dangereux ensuite de ne pas y satisfaire, soit parce qu'on en ignore l'existence, soit parce qu'on voudrait les y soustraire sans procéder à ce dessein avec les précautions nécessaires. C'est ainsi, par exemple, que quelques-uns ont été accoutumés, durant leurs premières années, à un usage plus ou moins fréquent de certains *remèdes* qu'on leur administrait alors comme *médecine* ou *purgatifs de précaution*. Citer cette pratique vicieuse est certes faire sentir assez tout le ridicule des absurdes idées sur lesquelles elle se fonde, et la nécessité de s'élever avec zèle contre cet abus toujours dangereux des médicamens, que l'on ne prodigue que trop souvent et à tous propos aux jeunes chevaux. Il en est de même de l'habitude antérieure des saignées de précaution, périodiquement pratiquées dans ces jeunes animaux; mais cependant celle—ci, quand elle existe, est ordinairement plus facile à reconnaître, ou tout au moins à soupçonner, que la précédente; et l'on peut alors, quand les circonstances le permettent, en s'y conformant, éviter les suites fâcheuses qu'il y aurait à en craindre si on négligeait de le faire.

Dans certaines parties de la France, les chevaux nourris à l'écurie y reçoivent quelquefois une nourriture bien différente de celle adoptée et exclusivement en usage pour les chevaux de troupe. C'est ainsi que tantôt ils sont élevés avec des racines pivotantes, charnues ou tuberculeuses, mêlées à diverses plantes ou à différentes graines, et que ces nourritures leur sont quelquefois données crues; tandis que d'autres fois elles sont, par la cuisson, rendues d'une mastication plus facile ; que tantôt les chevaux élevés chez des meuniers, des brasseurs, etc. , sont tenus constamment à l'usage des farineux , du son , de la drêche , etc.; et que tantôt enfin ils sont nourris exclusivement avec des pailles et des fourrages, soit de prairies naturelles, soit de prairies artificielles, sans avoir jamais mangé , ni d'avoine , ni d'autres espèces de grains : aussi le passage plus ou moins brusque qu'éprouvent ensuite ces jeunes animaux de l'habitude d'alimens tels que ceux que je viens de citer à l'usage de celle des nourritures solides, qui sont exclusivement destinées aux chevaux de troupe , doit toujours, en effet, être d'autant plus pénible pour eux , que les différences qui existent entre ces diverses manières de les nourrir sont plus opposées.

Nourriture.

La nourriture de nos chevaux de troupe en temps de paix se compose presque exclusivement de foin , de paille de froment et d'avoine , dont les qualités varient non-seulement pour chaque arme , mais encore suivant les différentes positions dans lesquelles les chevaux peuvent se trouver. Dans quelques cas seulement , et par mesure, soit générale , soit particulière de régime , les corps ont la faculté d'échanger l'avoine pour du *son* de froment ; comme il arrive aussi quelquefois que , par mesure hygiénique particulière, car cette précaution n'est jamais prise d'une manière générale , on échange , pour quelques chevaux malades ou indisposés, contre de la paille le foin qu'ils auraient dû recevoir.

Les quantités relatives des différentes denrées qui entrent dans la composition de la ration ordinaire varient aussi dans quelques circonstances , déterminées par la rareté plus ou moins grande de l'une d'elles , et toujours , dans ces cas , c'est par un ordre du ministère de la guerre que ces modifications sont apportées dans leurs proportions accoutumées. Je n'ai jamais vu, en France, diminuer la quantité d'avoine accordée et la remplacer par une autre denrée. Cette portion de la nourriture des chevaux est, au reste, trop essentielle pour qu'on n'apporte pas toujours le plus grand soin à la conserver tout entière à ces animaux. Mais quand la rareté du foin fait accorder de la paille à sa place, un kilogramme et demi de celle-ci a toujours été regardé comme pouvant suppléer à un kilogramme de foin, ou bien cette même quantité de foin a été remplacée par un litre d'avoine; et par conséquent dans le cas où la paille est difficile à se procurer, trois livres de cette denrée sont remplacées par deux livres de foin, ou par un litre d'avoine. Je me bornerai à faire ici quelques légères observations à cet égard : l'expérience prouve que quand on est obligé de diminuer la quantité de la paille et d'augmenter celle du foin ou de l'avoine, cette substitution est toujours défavorable aux jeunes chevaux ; que celle du foin à la paille, qui est la moins dangereuse cependant pour ces jeunes animaux, est la plus nuisible, au contraire, pour les vieux chevaux, auxquels la substitution de l'avoine à la paille, mais sur-tout au foin, est seule moins préjudiciable. Dès-lors, quand les corps sont consultés à cet égard, ou bien quand le choix des substitutions à éprouver leur est laissé, ils ne doivent pas perdre de vue ces observations importantes, qui pourront les guider dans leur choix.

La composition de la ration complète de fourrage a souvent varié, quant à la quantité respective de chacune des denrées qui la constituent, et se trouve maintenant réduite au terme le plus bas des déductions qu'il était possible d'y apporter ; car les chevaux de troupe ne reçoivent que bien juste la nourriture qui est strictement indispensable à leur entretien.

La paille et l'avoine sont données aux chevaux dans leurs qualités naturelles, et doivent être des meilleures qui ont été récoltées dans l'année. Il n'en est pas de même pour le foin, qui ne doit pas être distribué tel que les prés du pays le produisent, mais qui doit, au contraire, subir auparavant une manutention particulière, laquelle consiste à former un composé des trois qualités de foin du commerce, pour en établir une nouvelle, purement factice.

D'abord, et pendant long-temps, le foin de distribution a été un mélange de deux parties de celui de la première qualité, et de deux parties de foin de seconde qualité, avec une partie, c'est-à-dire un cinquième seulement de celui de la troisième qualité. Actuellement, ce foin, par une modification qui est loin d'être avantageuse à la conservation des chevaux, doit résulter du mélange, en parties égales, des trois qualités de foin du commerce. Cette manutention des foins de distribution prête beaucoup à la fraude sous le rapport des quantités relatives de chacune des espèces qui doivent entrer dans leur composition , et elle a en outre l'inconvénient encore bien plus grand de favoriser l'introduction dans ce fourrage de foins qui , d'une qualité primitivement assez bonne , se trouvent être plus ou moins altérés ou avariés , et qui , mêlés avec les autres , peuvent alors se trouver tellement masqués , qu'il est quelquefois impossible de reconnaître cette coupable et dangereuse manœuvre.

Fourniture des Fourrages.

Ordinairement les fournitures des fourrages sont faites aux troupes par des entrepreneurs particuliers , qui en contractent l'obligation à des prix comme à des conditions spéciales , et par des marchés au rabais. Il en résulte qu'alors l'intérêt des fournisseurs , constamment opposé à celui des corps , les porte à chercher tous les moyens d'assurer le succès d'une telle opération par les plus grands profits qu'il leur est possible d'obtenir , soit de manu-

tentions et de manœuvres frauduleuses,
soit par l'achat des denrées les moins
chères et par conséquent les moins bonnes:
en sorte que l'exécution d'une livraison de
fourrages par un entrepreneur peut être
regardée, avec raison, comme une lutte
constante, comme un combat sans cesse
renouvelé de ruses, de fraudes et d'a-
dresse de la part de celui-ci pour passer
des denrées d'un faible prix, ou pour
gagner sur la mesure comme sur le poids;
et de la plus active surveillance de la
part des corps pour défendre les intérêts
du Gouvernement, et pour faire donner
à leurs chevaux non des alimens d'une
qualité supérieure à celle qui leur est
due, mais bien pour obtenir, au contraire,
les nourritures déjà peu avantageuses
accordées à ces animaux.

Dans différens temps, le Gouvernement a voulu entreprendre de fournir
les fourrages à son compte et au moyen
d'agens délégués par lui pour cet objet.
Ce mode de fourniture, qui devrait

avoir tous les avantages dont ces entreprises sont susceptibles, est cependant loin d'atteindre ce but, et a constamment présenté, au contraire, des inconvéniens plus grands encore que ceux que l'on est en droit de reprocher aux fournitures faites par des entrepreneurs particuliers: car, soit manque de connaissances suffisantes, soit fraude et abus de confiance de la part des personnes chargées de ces fournitures, soit enfin pour tout autre motif, elles étaient rarement préférables à celles des entrepreneurs, dont elles avaient ordinairement tous les vices, et se trouvaient même souvent, au contraire, beaucoup au-dessous, pour la qualité des denrés, de celles fournies par ces derniers. Mais ce qui doit sur-tout servir à en faire mieux connaître la différence, c'est que dans les cas où les corps ont à se plaindre des fourrages livrés par les entrepreneurs particuliers, ils peuvent, en adressant leurs plaintes à l'autorité compétente, en obtenir justice quand elles sont fondées ; tandis que quand les fournitures se font au compte du Gouvernement, leurs plaintes, quelque justes, quelque fondées qu'elles soient, restent très-souvent sans effet, sous le prétexte que les denrées délivrées sont celles achetées par les agens délégués à cet effet par le Gouvernement, et que par conséquent, puisqu'elles appartiennent à l'*État*, on doit, pour les utiliser, les faire consommer telles qu'elles sont : réponse captieuse, qui ne remédie jamais ni au mal présent, ni à la continuation des mauvaises fournitures aux époques successives, et qui ne sert qu'à couvrir ou l'incurie des personnes chargées de la surveillance des subsistances, ou les manœuvres insidieuses de celles qui sont chargées des achats et des livraisons.

C'est pour toutes ces raisons que, examinées sous le rapport hygiénique, la nourriture des chevaux de troupe devient fréquemment la source des maladies dont ils sont affectés. Et l'on peut reprocher à la manière dont elle est fixée, 1°. le nombre beaucoup trop limité des substances alimentaires, qui ne permet qu'un choix trop borné quand il s'agit de prescrire des modifications au régime ordinaire, puisqu'on ne peut opter qu'entre la ration accoutumée ou la simple substitution du son à l'avoine, ou enfin de la paille en remplacement du foin: car les cas où les fournisseurs consentent à procurer de la farine d'orge ou à faire moudre de l'avoine pour y suppléer sont fort rares; 2°. la quantité souvent trop exiguë de la nourriture, au moins pour certains chevaux, et sur-tout pour ceux qui sont jeunes, comme pour ceux qui ne sont pas encore habitués à s'en contenter; 3°. de n'établir aucune différence pour le poids de la ration de foin entre ceux des pays secs et chauds, qui sont très-nourrissans, et ceux des pays humides et marécageux, qui, sous un même poids, contiennent bien moins de principes alibiles; 4°. enfin, la nature même des fournitures actuelles des fourrages, qui, mettant en opposition constante les intérêts des entrepreneurs et ceux des corps pour la conservation de leurs chevaux, expose ces animaux à recevoir souvent de plus ou moins mauvaises nourritures.

Leur Réception.

Les fourrages sont reçus par le capitaine de semaine ; en sorte que tous ceux du même corps sont chargés, chacun à leur tour, de la surveillance de cette partie du service. Dans quelques corps, on n'exige pas que les vétérinaires assistent à l'examen et à la réception des denrées pour toutes les distributions de fourrages, et alors ils n'y sont appelés que lorsqu'il s'élève quelques difficultés sur leur nature. Dans d'autres corps, au contraire, le vétérinaire est obligé de se trouver à toutes ces distributions, afin de donner au capitaine son avis sur les denrées à recevoir, dans le cas toutefois où celui-ci juge convenable de le consulter. Au reste le vétérinaire doit toujours alors, et quels que soient les cas, examiner les fourrages pour son compte, afin de pouvoir les juger, et adresser aussi au commandant du régiment, dans son rapport particulier, son avis sur la distribution. Ce dernier usage n'est point prescrit par les réglemens sur le service des corps; il a cependant de grands avantages pour la conservation de la santé des chevaux : une grande habitude de voir ne peut seule, et sans études spéciales, donner les connaissances nécessaires pour juger les fourrages, pour reconnaître les fraudes des fournisseurs, et sur-tout pour bien apprécier, sous le rapport médical, les effets dangereux que peuvent produire des nourritures nuisibles à la santé. Mais le vétérinaire, livré par état à l'étude de toutes les causes de maladie, de toutes les choses hygiéniques relatives aux chevaux, et qui, par ses études en botanique, en chimie, en médecine générale, doit nécessairement connaître les alimens, leurs qualités diverses et leurs effets, est donc souvent, dans les distributions de fourrages, la seule personne capable de juger de leur nature, de leur bonne conservation, des ruses employées par les *garde-magasins*, soit pour masquer les fraudes qu'ils commettent, soit pour augmenter le poids ou le volume des denrées, etc. Enfin personne plus que lui n'a intérêt au maintien de la santé et à la conservation des chevaux du régiment auquel il est attaché.

Autrefois les vétérinaires étaient non-seulement obligés d'assister aux distributions pour donner leur avis sur les denrées à recevoir, mais encore il arrivait toujours que, dans les cas de refus des fourrages, après avoir déjà manifesté leur opinion sur leur nature nuisible, ils étaient encore désignés par leur corps comme les experts qui, dans l'examen juridique des fourrages, devaient soutenir les droits du régiment :

aussi ils se trouvaient, dans ces cas, être appelés pour juges dans leur propre cause. Mais, ainsi que la justice devait le prescrire, une instruction du ministre de la guerre, du 9 novembre 1818, a déterminé que le vétérinaire, étant naturellement partie dans les discussions qui s'élèvent entre les corps et les fournisseurs, ne peut par conséquent être désigné comme l'un des experts chargés de prononcer sur la nature des réclamations faites au sujet des fourrages. Et, en effet, ce sont ordinairement les vétérinaires qui, par leurs rapports sur les mauvaises qualités de ces denrées, ont provoqué eux-mêmes les plaintes portées contre leur nature nuisible.

Un des principaux devoirs des vétérinaires est de contribuer, par tous les moyens qui sont en leur pouvoir, à ce que les chevaux des corps auxquels ils sont attachés reçoivent les meilleurs alimens possible, et, par conséquent, ils doivent s'assurer avec soin des qualités des fourrages destinés à la nourriture de ces animaux. Ils doivent donc se rendre souvent dans les magasins, à des heures différentes, pour s'assurer, avant qu'ils aient pu être soumis à aucune espèce de préparation, de la qualité première et de la plus ou moins parfaite conservation des fourrages ; ils doivent encore, et toujours avec le même soin, les visiter la veille de la distribution, quand ils sont manutentionnés, pour reconnaître si cette opération n'en a pas diminué les bonnes qualités ; et enfin assister à la distribution, pour s'assurer si l'on n'a pas mêlé, depuis leur dernière visite, de mauvaises denrées à celles qu'ils avaient reconnues, ou si l'on n'a pas substitué à une partie de celles-ci des fourrages de qualités bien inférieures ou plus ou moins avariés. Au reste, si l'expérience n'avait pas démontré trop souvent la nécessité de ces rigoureuses précautions, je me serais bien gardé sans doute d'entrer dans de pareils détails à ce sujet.

Leur Examen.

Les fourrages sur lesquels il est le plus facile de tromper les personnes qui ne se livrent qu'à un examen superficiel, ou qui n'ont pas des connaissances suffisantes pour les garantir de toute erreur, sont le foin et l'avoine. La paille est ordinairement moins difficile à juger.

En examinant celle-ci, on aura égard à la couleur, à la longueur, à la dureté et à la grosseur de ses tuyaux. On s'assurera si elle est fourrageuse ou non; si elle n'a point été rouillée, niellée, charbonnée ou versée; si elle est de la dernière récolte; si elle conserve ses fanes, ses herbes ségétales, ses épis; si elle a été bien récoltée, bien abritée, bien conservée; si elle ne présente aucune odeur, plus ou moins rebutante, de terre, de moisissure, de souris, de fumier, etc.; si elle est d'une aussi bonne qualité à l'intérieur qu'à l'extérieur de la botte; si elle n'est pas humide, etc., etc.

Pour juger l'avoine, on suivra la même marche à-peu-près; on examinera d'abord la nature de son grain, c'est-à-dire s'il est plus ou moins gros, plus ou moins pesant et farineux, plus ou moins sec et luisant, et si son écorce est plus ou moins tendue ou ridée; enfin, on observera son degré de propreté, sa plus ou moins parfaite conservation, son odeur, ses avaries, son goût, les objets et les grains étrangers qui s'y trouvent mêlés, les pratiques frauduleuses auxquelles elle peut avoir été soumise pour la faire produire beaucoup plus à la mesure, etc.

Mais l'examen du foin requiert beaucoup plus de précautions encore; il faut, quand on s'en occupe, commencer par reconnaître d'abord, et séparément, les qualités particulières de chacune des trois espèces de foin qui doivent entrer dans sa composition; ensuite il faut s'assurer, autant que possible, qu'on n'y a pas mis plus de foin de troisième et moins

de foin de première qualité qu'on ne le
doit. La distinction à établir entre les
trois qualités de foin est un sujet de dis-
sidences continuelles entre les fournisseurs et les vétérinaires; mais ceux-ci,
fermes dans leurs devoirs, ne doivent
jamais ni s'en laisser imposer ni se relâ-
cher de la plus stricte surveillance à cet
égard. Ils auront toujours présent à l'esprit que même le foin qui, par la nature
de ses plantes, se trouvait être de la
première qualité, cesse de pouvoir appartenir à cette même qualité quand il
a été mal récolté ou quand il a éprouvé
quelque avarie ou quelque altération
nuisible à la santé des chevaux, et que,
dans l'un et l'autre de ces cas, il est de-
venu bien inférieur même au foin bien
récolté et bien conservé de la troisième
qualité. Enfin, ils n'oublieront jamais
non plus que le seul foin de la troisième
qualité dont le Gouvernement autorise
l'admission, pour un tiers, dans la ration
de fourrage, est celui qui se trouve com-

posé de plantes que le cheval ne refuse
pas de manger; et qu'il doit être tel, en
outre, qu'il ne contienne pas une plus
ou moins grande quantité de celles qui,
par leurs qualités particulières, seraient
nuisibles à la santé de cet animal. Relativement à chacune des trois qualités de
foin admises dans la composition de celui de distribution, ils devront s'assurer
si, soit sur pied, soit pendant ou après
la récolte, soit pendant sa conservation
ou dans les greniers ou en meules, soit
enfin dans les transports qu'on lui a fait
subir, elle n'a pas éprouvé ou par une
longue exposition à l'air, ou par les effets
de l'humidité, ou pour toute autre cause,
des altérations qui lui auraient fait acquérir de mauvaises qualités; si elle conserve son odeur agréable et sa couleur
verte, et enfin si elle n'a acquis ni
odeur ni couleur qui soient étrangères au
foin bien conservé. Ils veilleront à ce que
le foin ne soit pas trop nouveau, comme
ils auront une égale attention à ce que

du foin trop vieux ne soit pas admis,
soit séparément dans la distribution, soit
par parties dans la manutention. Enfin,
et pour le foin comme pour toutes les
espèces de fourrages, les vétérinaires se
pénétreront bien sur-tout de ces vérités
importantes, que, quand les qualités premières des alimens sont plus ou moins
fortement modifiées par des altérations
qui peuvent les rendre nuisibles à la
santé des chevaux, on ne saurait remédier à leur manque de bonnes qualités
en augmentant la quantité de ces nourritures dangereuses : car, dans le cas où
elles seraient assez altérées pour que les
chevaux les refusassent, il deviendrait
inutile d'en agir ainsi; tandis que si les
animaux ne refusaient pas de les manger, on ne ferait par là qu'augmenter
les dangers de leur usage, puisque la
quantité de leurs principes nuisibles
reçus par eux serait bien plus grande
encore.

Le foin et la paille, bottelés pour les

distributions, sont tellement préparés, que chaque botte renferme juste la quantité de ces alimens qu'un cheval doit consommer en vingt-quatre heures; ce qui a l'avantage de faciliter la distribution de ces denrées, par escadron, par peloton, etc., et par conséquent de faire éviter les erreurs et les fraudes d'une distribution fractionnaire, dont on ne pourrait confier l'exactitude qu'au hasard: en sorte que chacun des chevaux, en recevant, dans les différentes positions où il peut se trouver placé, et sa botte de paille, et sa botte de foin du poids prescrit, reçoit bien plus sûrement sa ration entière, que si des fourrages non rationnés devaient leur être partagés sans être pesés pour chacun d'eux en particulier. L'avoine et le son se mesurent au litre, et il est toujours plus aisé d'en faire la répartition égale.

Repas.

Les chevaux de troupe font, en garnison, cinq *repas* par jour; en route, leurs repas sont moins réglés. Ils mangent deux fois par jour de l'avoine, et trois fois du foin et de la paille. Pour que la répartition des alimens se fasse avec une égalité constante et aussi juste que possible, on fait manger les chevaux par trois, et on appelle *un ordinaire* la réunion des trois chevaux qui mangent habituellement ensemble.

Ordinaires.

La composition des *ordinaires* n'est point une chose aussi indifférente qu'on pourrait le croire; et en effet quand des chevaux faibles ou craintifs se trouvent dans le même ordinaire avec des chevaux méchans ou plus forts qu'eux, il est assez commun de voir ceux-ci les empêcher de manger, et les priver, au moins, d'une partie de leur repas : dès-lors ces animaux ne manquent pas de dépérir, et quand on ne connaît pas ces circonstances, on serait souvent tenté d'attribuer leur mauvais état à de toutes autres causes. Il peut en être de même dans les cas où des chevaux lents et paresseux à manger se trouvent dans un même ordinaire avec des chevaux qui mangent vite et beaucoup. Ensuite il est encore, relativement à quelques chevaux très-gourmands, d'autres observations à placer ici : c'est qu'on les voit souvent prendre l'habitude de manger dans un ordinaire voisin, tant qu'ils y trouvent quelque chose, et ne revenir au leur que quand il ne reste plus rien à leurs voisins; ou bien que, dans leur ordinaire, ils écartent les autres chevaux, tirent l'avoine devant eux, et ne viennent la manger que quand il n'en reste plus devant les deux chevaux avec lesquels ils mangent; enfin, que l'on en voit d'autres qui, sans manger d'abord, se pressent de tirer le foin et la paille sous leurs pieds pour les manger ensuite seuls. Au reste, toutes ces observations sont moins futiles qu'elles pourraient le pa-

» raître, puisque l'entretien de la santé
» et la conservation d'un certain nombre
» de chevaux peuvent dépendre quelque-
» fois de ces causes, et que dès-lors, sous
» ce rapport, le vétérinaire ne doit rien
ignorer ni négliger de ce qui se rapporte
à la formation des *ordinaires*.

Boisson.

Les chevaux de troupes, soit en garnison, soit en route, ne boivent que
deux fois par jour, avant chacun des repas où ils reçoivent l'avoine. Il existe
différentes manières de les faire boire.
Elles dépendent des dispositions des casernes, de leur situation, de leur éloignement des rivières, et d'autres circonstances plus ou moins absolues des localités particulières.

La plus ordinaire, celle qui, dans bien
des cas, semble convenir le mieux à la
santé des chevaux, consiste à les faire
boire dans des auges destinées à cet
usage. Cette manière a l'avantage de

conserver les pieds des chevaux, et ne les expose pas aux crevasses, et aux autres effets de l'humidité et du froid sur leurs extrémités; mais elle a souvent l'inconvénient grave de ne fournir à ces animaux qu'une eau beaucoup moins salubre que celle des rivières. L'eau est fournie aux auges dont il est question, ou par des pompes, ou par des puits. Dans ce dernier cas, elle est souvent *séléniteuse* (chargée de sulfate de chaux), lourde, fade, et peu propre à favoriser la digestion, qu'elle ne trouble, au contraire, que trop souvent par des coliques, qui sont ordinairement suivies de longues diarrhées. Mais quand elle est fournie par des pompes, sans être toujours aussi *séléniteuse*, elle est très-froide, et souvent privée de la quantité d'air atmosphérique nécessaire pour la rendre plus propre à aider l'action digestive; aussi elle cause souvent des angines, des coliques, et d'autres maladies plus ou moins graves. Enfin, dans quel-

ques cas particuliers, l'eau, en séjour-
nant dans les réservoirs des pompes, ou
bien s'y corrompt spontanément, ou s'y
charge de matières végétales ou animales en décomposition : alors elle devient colorée, plus ou moins infecte, a
une saveur rebutante, et a dès-lors acquis les qualités les plus dangereuses.

Quand, dans les quartiers, on n'a
pas d'auges, et par conséquent ni puits
ni pompes, on est alors obligé de conduire les chevaux aux rivières pour les
y abreuver. Cette dernière manière a,
dans la plus grande partie de l'année,
l'avantage de fournir à ces animaux une
eau plus saine et plus propre à l'entretien de la santé que celle des puits,
des citernes, et des autres réservoirs ou
conduits souterrains. Mais la nécessité de
conduire alors, chaque jour deux fois,
les chevaux dans la rivière rend la
corne de leurs pieds sèche et cassante;
et, dans beaucoup de rivières, pendant
toutes les saisons, l'impression de l'eau

sur les extrémités y produit des crevasses, tandis que dans d'autres cet effet n'a lieu que dans les temps froids. Après les grandes pluies et les débordemens comme après les orages, les rivières charrient une eau bourbeuse, chargée de terre, qui souvent dégoûte les chevaux, et qui, par les substances étrangères qu'elle introduit dans l'estomac, peut ou nuire à la digestion, ou troubler la santé de ces animaux d'une autre manière. Enfin, dans les temps de dégel, l'eau froide et glaciale des rivières occasionne souvent des coliques, des angines, etc.

Rarement on fait boire les chevaux de troupe aux fontaines ; cependant les seules où il serait dangereux de les abreuver sont celles qui fournissent des eaux minérales, ou bien encore celles dont l'eau est crue ou trop froide.

Régime du Vert.

Tous les ans, pendant le printemps,

on soumet à l'usage de la *nourriture verte*
les chevaux auxquels ce régime particulier semble être nécessaire. Ce vert,
qui est aussi fourni par l'entrepreneur
des fourrages, peut se donner de différentes façons, et comme ses effets généraux dépendent presque autant de la manière dont il est administré que de sa
qualité, nous examinerons d'une manière exclusive, et dès-lors relativement
aux chevaux de troupe seulement, tous
les détails qui concernent ce régime, sans
répéter par conséquent ce qui a déjà été
dit dans d'autres ouvrages au sujet des
effets particuliers du vert.

On met les chevaux de troupe au vert,
tantôt par mesure simplement hygiénique, et tantôt par mesure de traitement.
Dans ce dernier cas, ceux de tous les
âges peuvent encore y être soumis ;
mais dans le premier on n'y met guère
que les jeunes chevaux. Quoi qu'il en
soit, on a ordinairement, dans les corps,
recours à ce régime pour rétablir ces

animaux : 1°. quand ils souffrent encore actuellement par les effets de leur développement ; 2°. quand, nouvellement arrivés de remonte, ils ne sont pas encore habitués aux changemens de régime qu'ils ont éprouvés ; 3°. quand ils ont souffert en route, et à leur arrivée dans les corps ; 4°. après la guérison de leur gourme, ainsi qu'après la castration, les maladies de la dentition, celles d'un accroissement laborieux ; 5°. quand, plus avancés en âge, ils ont supporté des maladies longues et difficiles, qui les ont affaiblis et plongés en même temps dans un état de maigreur dont on a de la peine à les tirer ; 6°. quand ils ont eu, ou des maladies plus ou moins graves soit du système cutané, soit des ganglions lymphatiques, ou des maladies vermineuses, etc. ; 7°. quand ils sont atteints de certaines claudications ; 8°. quand ils ont éprouvé un commencement d'usure ou de fatigue des extrémités, qui a nécessité l'application du feu, etc., etc.

Les chevaux de troupe sont mis au vert, ou au pré, ou à l'écurie. Dans le premier cas, ils prennent le vert, soit à l'attache, soit en liberté. Et nous allons examiner successivement les avantages et les inconvéniens de ces différentes manières de soumettre les chevaux à ce régime.

Si l'on en excepte quelques chevaux que les officiers peuvent mettre isolément au vert, ceux des corps de cavalerie y sont ordinairement mis en troupe et par conséquent en grand nombre à-la-fois. Or, cette observation très-importante ne doit jamais être négligée quand il s'agit de déterminer la manière de faire prendre le vert, qui doit alors être préférée suivant les circonstances dans lesquelles on se trouve.

On a beaucoup vanté les avantages du vert donné en liberté, et cette manière de le faire prendre mérite en effet la préférence; mais ce ne peut être, au reste, que quand on ne doit y mettre

que peu de chevaux à-la-fois. Si le nombre de ces animaux destinés à y être
soumis ensemble et en même temps se
trouve être plus ou moins grand, comme
il faut pour cela non-seulement des prés
convenables, mais encore une étendue de
terrains continus assez considérable, il
est rare de pouvoir trouver des prairies
qui soient propres à cet objet; ce qui est
la première cause pour laquelle les chevaux de troupe prennent rarement le
vert de cette façon. Mais cependant ce
n'est point encore la plus importante de
celles qui doivent y faire renoncer.

Quand les chevaux de troupes habitués à vivre dans l'écurie se trouvent
en grand nombre abandonnés en liberté
dans une prairie d'une certaine étendue,
la première chose qu'ils font n'est pas
de se repaître, avec l'avidité qu'on s'attendrait à leur voir montrer, de l'herbe
fraîche et appétissante qui s'offre à eux
en abondance, le premier désir qu'ils
semblent, au contraire, brûler de satis-

faire est celui de se livrer aux élans
impétueux et désordonnés de l'excessive
gaîté que leur inspire cet état de liberté,
qui vient de succéder tout-à-coup à la
contrainte qu'ils éprouvent d'ordinaire :
aussi la prairie, quelque grande qu'elle
soit, est-elle bientôt parcourue et foulée,
dans tous les sens et de toutes parts, par
des courses tumultueuses et souvent répétées, qui ne cessent que par la lassitude de ces animaux; et elle n'offre plus
ensuite, quand, commençant à se sentir
pressés par la faim, ils cherchent enfin à
paître, qu'une herbe foulée que leur délicatesse les porte à répugner de pâturer.
Enfin, cette circonstance, en augmentant chaque jour, accroît sans cesse la
fâcheuse situation de ces chevaux; en
sorte que, loin de profiter du vert et de
recouvrer leur embonpoint, ils dépéris-
sent de plus en plus, tant que l'on s'obs-
tine à vouloir les laisser trop long-temps
dans cette prairie, couverte par-tout d'une
herbe couchée et à demi fanée.

12

Ce que je viens de dire ne s'applique pas exclusivement à quelques situations particulières, dans lesquelles les chevaux auraient été mis au vert en liberté, sans qu'on ait pu prendre toutes les précautions nécessaires pour assurer le succès de cette opération; mais l'expérience prouve, au contraire, que cet inconvénient si grave est réellement irremédiable, et se rapporte à toutes les circonstances où un grand nombre de chevaux non habitués à vivre en liberté sont mis en même temps au vert dans une prairie limitée. On pourrait objecter que cet inconvénient n'a lieu que lorsqu'on manque de possibilité ou de moyens de partager en différens lots la prairie destinée à être pâturée de la sorte, et que si l'on pouvait le faire convenablement, l'herbe foulée, ou mangée dans les premières parties de la prairie, aurait peut-être le temps d'y répousser pendant que les chevaux seraient tenus dans les autres. Mais cette objection n'est fondée que sur une erreur manifeste, qui dépend de ce que l'on croit que la seconde pousse des herbes aura, toutes choses égales d'ailleurs, autant d'activité et d'énergie, qu'elle sera aussi prompte que la première végétation des premiers beaux jours du printemps. Cependant l'expérience prouve le contraire, et fait constamment connaître que la seconde végétation dans un pré nouvellement pâturé est beaucoup moins forte et moins prompte que celle qui la précède : en sorte que l'herbe a de la peine à repousser dans toute la saison du vert, après qu'elle a été brisée et enterrée par les pieds des chevaux, et quand le sol, par la même cause, a été battu, enfoncé, foulé et endurci.

Mais il est encore d'autres considérations qui ne doivent pas être négligées non plus quand il s'agit de mettre les chevaux au vert en liberté. D'abord, la quantité de prairies nécessaire pour un même nombre de chevaux doit alors être bien plus grande; et ce qui rend cet in-convénient communément insurmonta-ble, c'est l'intérêt particulier du fournis-seur, qui lui fait chercher plutôt les moyens d'économie que ceux qui pré-senteraient de plus grands avantages pour le corps: en sorte qu'il se refuserait sou-vent non-seulement à fournir l'étendue convenable de prés, mais encore à les faire clorre et séparer, comme il serait nécessaire, puisque cela se fait aussi à ses frais. Ensuite, il existe souvent de grandes difficultés pour pratiquer, à la portée des chevaux, des abreuvoirs com-modes et suffisans; enfin il n'est pas toujours facile de fermer la prairie avec assez d'exactitude pour que les chevaux ne puissent s'en échapper, et courir le risque de se perdre, ou de se répandre dans les moissons, où ils ne manque-raient pas de causer des dégâts, qui at-tireraient de mauvaises affaires au ré-giment. Ainsi donc cette manière de faire prendre le vert, qui, dans d'autres circonstances peut mériter la préférence , est toujours peu avantageuse , et souvent même impraticable , quand les chevaux de troupe doivent y être mis en grand nombre à-la-fois. C'est pour cela que dans les régimens on ne met ordinairement au vert de cette manière que les chevaux qui ont eu le feu aux extrémités , ou qui , pour quelques autres causes, ont besoin de paître dans l'herbe mouillée par la rosée ; et dans ces cas , ou bien on leur dresse un petit parc dans les prés , ou bien on les attache à des piquets plantés dans la prairie.

D'autres inconvéniens moins graves , à la vérité , sont aussi attachés à la manière de faire prendre le vert à l'écurie, ou sous des hangars : ce sont 1°. la nécessité d'un local convenable , situé à une proximité plus ou moins grande des prairies ; 2°. l'inconvénient de ne donner qu'un vert souvent fané, échauffé, privé de la rosée ; 3°. la malpropreté dans laquelle les chevaux vivent alors ; 4°. enfin, le manque d'un exercice constant, qui est si propre à favoriser les bons effets du vert. Mais en revanche, cette manière de le donner offre les avantages de fournir en tout temps aux chevaux une nourriture aussi abondante que cela est nécessaire, de consommer cependant beaucoup moins d'herbes ; de permettre le pansement de la main, une surveillance plus exacte de la santé, et les soins que peuvent exiger les animaux ; de les soustraire aux intempéries de l'air, à la chaleur solaire, aux attaques des mouches, à la fraîcheur des nuits, etc., etc.

Dans quelques cas, les prairies ne convenant pas, ou n'ayant point assez d'étendue pour y mettre les chevaux en liberté, et nul local propre à les loger ne se trouvant à une assez grande proximité, il arrive que l'on place les chevaux au bivouac dans le voisinage des prairies. Pour cela, on plante des piquets qui soutiennent des perches auxquelles on attache les chevaux : là, on les tient exposés à l'air, et aux désavantages d'une telle situation, non-seulement pendant le jour, mais encore pendant la nuit; et on leur donne, soit par terre, soit dans des râteliers, la nourriture verte dont ils font usage. Cette manière de l'administrer a une grande partie des inconvéniens du vert pris en liberté, sans avoir aucun de ses avantages, et réunit en outre toutes les circonstances défavorables de celui qui est donné à l'écurie. Au reste, comme on peut être obligé de mettre les chevaux au vert de cette manière, voici quelles sont les précautions que l'on doit prendre dans ce cas, qui est certainement le plus fâcheux de tous : 1°. on doit s'assurer que le terrain sur lequel le bivouac doit être établi, soit le plus ferme et le plus sec qu'il sera possible ; 2°. autant que possible également, on fera choix pour l'établir d'une allée d'arbres bien couverte, afin de garantir les chevaux, sinon de la fraîcheur de la nuit et de l'humidité du serein, au moins des rayons du soleil ; 3°. si le terrain est, ou peut devenir boueux, il faut avoir un espace assez étendu pour pouvoir placer les chevaux alternativement dans des endroits différens ; 4°. on doit éviter d'établir ce bivouac aux environs des bosquets et des amas d'eau, ainsi que des autres endroits qui fournissent beaucoup de mouches ; 5°. enfin on doit s'assurer des moyens propres à empêcher les chevaux, quand ils viennent à se détacher, de s'échapper dans les campagnes voisines.

Mais enfin une manière de donner le vert, qui tient le milieu entre celle de le faire prendre en liberté, et celle de le faire manger à l'écurie, a quelques-uns des avantages et des inconvéniens desquels elle participe également, consiste à établir sur un terrain sec un double parc assez étendu, d'où les chevaux ne peuvent sortir, au milieu de chacun desquels on place un vaste râtelier où ils vont manger l'herbe qu'on y met pour eux ; enfin, on place aussi dans ces parcs des tonneaux, où l'on met l'eau destinée à les abreuver. De cette manière on peut changer les chevaux de parc tous les jours ; et s'ils n'ont de nourriture que celle plus ou moins fanée qu'on leur donne, au moins ils se livrent presque sans cesse à un certain exercice ; mais, indépendamment des autres désavantages qui lui sont communs avec les autres manières de faire prendre le vert, ici, les chevaux craintifs et faibles, poursuivis par les autres, sont sans cesse chassés des râteliers et des abreuvoirs : en sorte qu'ils ne peuvent satisfaire ni la soif ni la faim, qui les épuisent.

Quelque temps avant que les chevaux partent pour le vert, les vétérinaires doivent reconnaître avec soin la nature des prairies qui leur sont destinées ; et comme il n'est pas indifférent que les chevaux commencent à manger plutôt celui d'une prairie que celui d'une autre, ils doivent désigner celles dont le vert, doué de qualités plus aqueuses et plus purgatives, convient le mieux dans le commencement de la durée de ce régime, et faire réserver pour ses derniers temps celles où l'herbe, moins hâtive, se conserve plus long-temps verte et tendre, parce que ses qualités exciteront davantage ensuite l'appétit des chevaux, qui seraient déjà dégoûtés ou fatigués de ce régime, avant qu'il ait complétement produit sur eux l'effet qu'on en attend.

Je terminerai ce qui concerne le vert, en rappelant ici une pratique très-vicieuse, souvent inévitable dans les corps, dont les dangereux effets sont appréciés par tous les vétérinaires, et qui consiste à faire commencer sans préparation, et ensuite quitter aussi sans aucune précaution l'usage du vert par les chevaux qui y sont soumis. Cet usage, auquel il est à désirer que l'on apporte les modifications que la prudence exige, a quelquefois de fâcheux résultats pour la santé des chevaux.

Casernes.

Il est très-rare que les *casernes* offrent les dispositions les plus favorables à leur salubrité ; cependant sans répéter ici tous les principes de l'hygiène concernant les habitations en général, il me sera nécessaire de rappeler que l'exposition, la disposition et la propreté des casernes, contribuent d'une manière aussi essentielle que directe à l'entretien de la santé et à la conservation des chevaux, comme à la production d'un grand nombre de maladies : aussi est-ce sous ces divers rapports que nous allons les considérer.

Une caserne, pour être avantageusement située, doit être placée sur un terrain sec, légèrement élevé ou incliné. Un terrain plat permet moins facilement l'écoulement des eaux, qui s'accumulent, séjournent, croupissent et se décomposent dans les endroits bas; et ce tte circonstance très-défavorable, jointe à l'humidité qui en résulte, les rend très-malsains.

L'exposition générale d'une caserne mérite la plus grande attention : privée de l'influence directe du vent du midi, et exposée au contraire aux courans directs du vent du nord, elle a le désagrément d'être très-froide; exposée au midi ou à l'est, elle est sèche et beaucoup plus saine. Quand les bâtimens en sont bien à découvert, et isolés par conséquent des arbres et des maisons voisines, cette exposition en assure également la salubrité; tandis que les casernes masquées par d'autres bâtimens, entourées d'arbres hauts et épais, ou adossées aux murs des remparts, sont plus humides et en conséquence bien plus malsaines.

La grande proximité des rivières, des marais, des mines et houillières, de certaines manufactures, des égouts, des grandes boucheries, des tanneries, des voieries, des entrepôts de fumiers et d'immondices, des hôpitaux, des prisons, des cimetières, des fossés fangeux ou pleins d'eau, etc., rend leur voisinage peu salubre, et peut, dans bien des cas, être la source d'une infinité de maladies plus graves les unes que les autres.

Au reste, quelles que soient les règles que prescrit l'hygiène sur la situation et l'exposition des bâtimens, pour en assurer la salubrité, ses principes ne sont pas toujours ni consultés ni suivis dans la construction des casernes. On se règle, au contraire, bien plutôt pour cela sur certains intérêts de localité, dont les prétendus avantages sont plus ou moins spécieux, illusoires ou précaires, et qui ne portent que trop souvent à négliger les vrais intérêts du gouvernement, dans la conservation des chevaux, pour ménager ceux des villes ou des particuliers.

Mauvaises Écuries.

Trop communément aussi les habitations qui servent maintenant de logement pour les troupes à cheval n'ont point été primordialement destinées à cet usage, et n'ont pas été bâties par conséquent dans des dispositions nécessaires pour y être bien appropriées. C'est ainsi que des couvens, des églises, etc., ont été convertis en casernes, et que des écuries se trouvent souvent établies dans des cloîtres, des salles basses, des hangars, des granges, des remises, etc., où on a placé des râteliers et des mangeoires, sortes de lieux qui conviennent d'autant moins à cet usage, qu'ils sont quelquefois trop étroits ou trop peu élevés, et que souvent même leur sol est plus bas que celui des cours ou de la rue : aussi, ces écuries sont ordinairement incommodes, et d'autant plus malsaines, que leurs murs, humides et salpêtrés, sont plus froids, et que le manque d'écoulement pour l'eau, les urines, les eaux de fumiers, augmente encore l'humidité naturelle de leur sol. Enfin, toutes ces eaux, de même que la moisissure qui en recouvre les murs, le sol, etc., altèrent par leurs émanations souvent fétides, toujours délétères, l'air de ces mêmes écuries ; tandis que le manque d'ouvertures convenables ne permet pas toujours de renouveler à propos cet air, que d'un autre côté le peu d'élévation des plafonds rend souvent rare, chaud et infect.

Forcés de loger leurs chevaux dans des habitations aussi malsaines, tout ce que les régimens peuvent faire pour en corriger les vices, afin de prévenir, quand cela se peut, les funestes effets qui suivraient le séjour des chevaux dans de telles écuries, c'est de faire promptement (quand ils peuvent l'obtenir du génie militaire) apporter dans leurs mauvaises dispositions tous les changemens avantageux dont elles sont susceptibles, sinon pour en détruire complétement les causes d'insalubrité, ce qui n'est que trop souvent impossible, au moins pour en diminuer la funeste influence. Aussi, les vétérinaires, qui doivent savoir apprécier au juste celle qu'exercent sur la santé des chevaux des dispositions insalubres quelconques, doivent également regarder comme l'un de leurs devoirs les plus essentiels le soin de reconnaître ces dispositions nuisibles, d'en prévenir leurs chefs, et enfin de faire demander par eux les changemens qui peuvent en faire disparaître les vices ou y apporter quelque remède. Enfin, ils doivent d'autant plus s'attacher à cette importante partie de leur service, que les vices des bâtimens sont une des causes les plus puissantes des maladies des chevaux; que cependant on n'apporte en général qu'une très-légère attention à cet objet, et que d'ailleurs les réglemens pour le service ne leur en prescrivent point l'obligation.

Par la manière dont elles sont le plus ordinairement construites, les casernes, même les mieux bâties, comme les mieux distribuées, présentent presque toujours des vices qui leur sont inhérens. C'est ainsi que leurs murs épais, couverts de salpêtre, sont alors d'une humidité et d'une fraîcheur dangereuses, et que, comme ces défauts se remarquent principalement dans les parties basses des bâtimens, les écuries sur-tout offrent cette fâcheuse disposition, que l'entassement, le rapprochement des différens corps de bâtimens, l'usage de les enceindre de murs, etc., empêchent la libre circulation de l'air et le renouvellement de celui des cours et des écuries, plus chargé qu'aucun autre, soit de vapeurs aqueuses, soit d'émanations animales et végétales.. Dans ce même nombre on doit placer aussi la nécessité des latrines, des baquets pour uriner et de l'entrepôt des fumiers, etc. Enfin, quand on construit les casernes, pour

économiser du terrain, on en place souvent les écuries trop près les unes des
autres, ou bien encore on les fait trop
peu spacieuses, relativement au nombre
de chevaux qu'elles doivent contenir, et,
dans l'un comme dans l'autre cas, ces
animaux se trouvent logés en trop grand
nombre dans un espace trop rappro-
ché, etc.

Indépendamment de toutes ces choses, dont l'influence sur l'organisme est
souvent très-marquée, on doit également
accorder la plus grande attention à tout
ce qui concerne la propreté de ces lieux,
puisqu'elle n'influe pas avec moins de
puissance sur le maintien de la santé;
et même, sous ce rapport, la propreté
générale des quartiers de cavalerie est
encore bien plus essentielle que celle des
autres casernes : aussi *Biron*, dans le
deuxième volume du *Journal de méde-*
cine militaire, a-t-il eu raison de dire :
« Les quartiers de cavalerie exigent une
» tenue particulière, plus soignée, à

» cause des écuries et des immondices
» des chevaux. Le fumier doit être en-
» levé tous les jours et déposé loin des
» casernes (ce qui est fort souvent im-
» possible et n'a par conséquent pas lieu);
» les écuries, les cours doivent être ba-
» layées et lavées matin et soir, et l'on
» doit y entretenir des courans d'air
» plus ou moins considérables suivant la
» saison, l'exposition, etc. Les chevaux
» ont besoin d'être tenus aussi propre-
» ment que les hommes, c'est le moyen
» d'éviter aux uns et aux autres ces ma-
» ladies graves, dont la guérison est en-
» suite trop souvent douteuse, etc. »

Magasins.

Il arrive souvent que les magasins à
fourrages sont, dans les casernes, si mal
disposés, ou si peu convenablement placés, que les alimens qu'ils devraient pré-
server de toute altération, y acquièrent
au contraire, dans le peu de temps
qu'ils y demeurent déposés, des qualités

nuisibles à la santé des chevaux : c'est ce qui a lieu sur-tout quand ils sont établis dans les écuries elles-mêmes, sur de simples soupentes, ou sur de faux planchers très-minces ou mal joints, et dans des lieux bas et humides ; car dans ce dernier cas ils se pénètrent d'humidité, acquièrent une odeur rebutante, se couvrent de moisissure ; tandis que, dans le premier, ces mêmes substances alimentaires, chargées des émanations animales et végétales que portent sur elles les vapeurs des écuries, n'acquièrent pas des qualités moins dangereuses.

La propreté des écuries est au reste toujours très-soignée dans les corps ; le fumier en est enlevé presque à toute heure du jour et avec le plus grand soin ; la litière est toujours bien relevée ; enfin, elle est toujours exactement séchée hors des écuries quand le temps le permet.

Infirmeries.

Mais si, même quand les chevaux se trouvent, par leur état de santé, dans les conditions les plus favorables pour résister aux influences nuisibles des agens extérieurs qui pourraient modifier leur organisme, la salubrité des écuries ordinaires est une chose si importante pour leur conservation et l'entretien de leur santé, à combien plus forte raison les infirmeries destinées à recevoir des animaux souffrans, affaiblis, et dès-lors plus sensibles à toutes les impressions défavorables, ne doivent-elles pas réunir toutes les conditions qui constituent des habitations saines, afin que ces animaux puissent y recouvrer plus sûrement la santé? Elles devraient, en outre, être toujours éloignées, autant que possible, des autres écuries et des endroits fréquentés par les chevaux sains, afin d'isoler plus complétement ceux-ci des chevaux atteints de maladies qui pourraient jouir de la fâcheuse propriété de se propager par une contagion spéciale. Ces écuries doivent encore être partagées en autant de locaux particuliers et convenablement séparés, qu'on a ordinairement dans les corps de genres différens de maladies à traiter sur les chevaux ; enfin, elles doivent aussi avoir une certaine étendue, relative à la fréquence des unes et des autres de ces maladies, mais proportionnellement plus grande toutefois que les écuries ordinaires, puisque les chevaux malades, pour être plus à leur aise, et pour pouvoir être, quand le cas l'exige, soumis isolément au régime qui convient à l'état de chacun d'eux, ont besoin d'une place plus grande que celle que l'on accorde aux chevaux sains dans les écuries des escadrons.

Harnois.

Les *harnois*, par les blessures et par les maladies qu'ils peuvent causer, par le nombre des chevaux que celles-ci peuvent rendre indisponibles, et quelquefois même par les pertes de ces animaux, qui en sont la suite, demandent, ainsi que tout ce qui les concerne, une grande attention de la part des vétérinaires. Mais comme je ne dois m'occuper que des seules choses qui sont particulières aux harnois des chevaux de troupe, je me bornerai à faire observer que les principales conditions qu'ils doivent réunir sont l'économie du prix et la solidité jointe à la légèreté; qualités qui doivent toujours cependant être en eux compatibles avec la plus grande durée de ces effets, et avec les formes et les autres conditions spéciales non-seulement prescrites, mais encore exigées pour chaque arme. Aussi, ce que l'on doit sur-tout reprocher aux différentes sortes de harnachemens usitées dans les troupes, c'est d'être toujours confectionnées sur des modèles généraux, et de convenir par conséquent d'autant moins à quelques chevaux, qu'elles n'ont pas été établies d'après des mesures prises sur eux-mêmes. Leurs formes, considérées dans chaque genre d'*uniforme* adopté par les différentes armes, n'offrent donc pas cette variété nécessitée par la conformation particulière de certains chevaux, et qui serait cependant indispensable pour que chaque partie des harnois puisse leur être appliquée avec plus d'avantage. Quant à ce qui concerne les différentes manières de prévenir les blessures que les harnois occasionnent si souvent, l'expérience peut seule conduire sûrement à leur connaissance, mais, avec de l'attention et un zèle soutenu, un vétérinaire instruit et intelligent parvient facilement à l'acquérir.

Soins immédiats.

Si la nourriture, les habitations, les harnois des chevaux, etc., ont sur leur santé une si grande et si directe influence, on ne peut nier que les *soins immédiats* qu'ils reçoivent produisent aussi les mêmes effets sur ces animaux. Mais ce qui concerne le pansement de la main , l'exercice et le repos, la propreté du corps, etc. , ne laisse entrevoir aucune différence entre leur application aux chevaux de troupe, et leurs effets sur tous les autres.

Ferrure.

Enfin, la ferrure, dans les corps de cavalerie, ne présente rien qui lui soit particulier ; car les mêmes principes et les mêmes règles générales lui sont tout aussi applicables dans les troupes et dans les cas ordinaires, que les principes spéciaux qui, dans des cas singuliers, doivent par-tout lui servir de guides ; néanmoins, comme dans les corps elle est ordinairement faite par abonnement et à un prix plus que modique, ces deux causes doivent être regardées comme les uniques sources des abus et des défauts que l'on est quelquefois en droit de lui reprocher.

Surveillance.

La surveillance exercée par les chefs ; le plus ou moins de zèle et d'exactitude apporté dans l'exécution de leurs ordres, comme dans toutes les parties du service qui sont relatives aux chevaux, ont certes la plus puissante influence sur le maintien de la santé, sur le bon état, et sur la conservation de ces précieux animaux ; et comme il est bien rare que l'on voie dans la cavalerie négliger aucune des choses qui peuvent le plus contribuer à obtenir ces heureux résultats, on doit, en général, attribuer les pertes de chevaux toujours plus grandes, toutes proportions gardées, dans l'état militaire que dans la vie civile, aux circonstances défavorables à la santé de ces animaux, qui sont inséparables de leur vie militaire, dont j'ai déjà signalé une grande partie, et dont je vais successivement examiner toutes les autres.

QUATRIÈME PARTIE.

DES DIFFÉRENTES SITUATIONS DANS LESQUELLES LE CHEVAL DE TROUPE PEUT SE TROUVER EN TEMPS DE PAIX.

PREMIÈRE SECTION.

DES CHEVAUX DE REMONTE.

Leur arrivée.

AUSSITÔT que les chevaux de remonte sont reçus, ils sont soumis au régime alimentaire des chevaux de troupe, toujours sans y être graduellement accoutumés, et même souvent dans des circonstances d'autant plus défavorables à leur santé, que, déjà affaiblis par la marche ou par la castration, ils doivent en même temps souffrir aussi par le changement de pays ou de climat, comme par celui de la nature, des qualités et de la quantité des alimens qu'ils reçoivent.

Le premier effet qui en résulte, celui au moins qui est alors le plus sensible, consiste en une faiblesse marquée que l'on observe bientôt dans ces animaux. Plus tard, ils languissent, deviennent souffrans et malingres, ensuite ils éprouvent des vices de digestion, des coliques, des diarrhées, etc.; enfin, leurs poils ternissent, deviennent longs et piqués; la maigreur se manifeste, et non seulement elle s'accroît assez promptement, mais encore elle se continue un temps plns ou moins long, et conduit quelquefois les chevaux à un état décidé de marasme. D'autres fois tous ces maux, ainsi que les souffrances qu'ils annoncent, sont encore accrus, ou rendus plus actifs par la pousse des dents d'adulte, ou par le remplacement de celles de lait; et la sortie des premières est toujours, dans ces cas, d'autant plus douloureuse et difficile, que les chevaux étaient plus languissans, plus faibles, ou qu'ils avaient été plus tourmentés par toutes les causes qui troublent alors l'exercice de leurs fonctions. D'une autre part, et dans le plus grand nombre des cas, c'est précisément pendant que les chevaux de remonte souffrent ainsi, qu'ils éprouvent les changemens les plus importans, et dans leur organisme, et dans leur constitution, par les effets de leur accroissement, qui s'achève à cette époque, mais qui, au reste, est fréquemment gêné par les circonstances défavorables dans lesquelles se trouvent ces animaux : en sorte que la fâcheuse influence qu'ils en éprouvent est souvent telle, que des chevaux qui, à quatre ans, étaient beaux, sains et vigoureux, deviennent ensuite mal conformés, ou demeurent faibles et valétudinaires après avoir éprouvé les dérangemens maladifs auxquels ils sont alors exposés. Enfin, c'est aussi dans ce même temps que ceux de ces chevaux dont le développement s'achève péniblement et avec souffrances se montrent quelquefois affectés de ces douleurs et de ces claudications articulaires, tantôt intermittentes, et tantôt simplement rémittentes, qui répondent à ce que, dans l'homme, on appelle vulgairement *douleurs* de *croissance*.

Cependant plus tard, et par l'énergie vitale si puissante à cet âge, ces chevaux de remonte, surmontant les funestes influences de toutes ces causes nuisibles, reprennent enfin peu-à-peu leurs forces, leur gaîté, s'accoutument à la nourriture, au climat, au genre de vie, guérissent de leurs affections maladives, recouvrent plus ou moins complétement, et conservent ensuite pendant plus ou moins long-temps la santé, la vigueur et l'embonpoint, dont leur conformation et leur tempérament les rendent susceptibles.

Gourme.

Mais pendant tous ces changemens,

ceux qui n'ont pas encore jeté leur gourme se trouvent souvent dans un tel
état, qu'il ne tarde pas à produire en
eux l'appareil morbifique de cette affection du jeune âge, dont on regarde généralement la prédisposition comme ori-
ginelle dans ces animaux. C'est donc,
communément, peu de temps après leur
arrivée dans les corps que ces chevaux
se montrent disposés à la *gourme*, ou
qu'ils la jettent, en effet, avec d'autant
plus de violence et de danger, que leur
santé a été antérieurement plus affai-
blie, plus souvent et plus gravement
troublée par les causes nuisibles auxquelles ils ont été exposés. Mais de tous ceux
qui en sont attaqués en même temps, les
chevaux en qui on en a déjà contrarié le
cours par des traitemens inconvenans,
en sont toujours affectés avec des caractères encore plus graves et bien plus alar-
mans.

Au reste, quelle que soit l'influence que
leur nouvel état produit d'abord sur eux,

on observe, règle générale, que les jeunes chevaux de remonte sont au moins pendant un an dans les corps avant d'y rendre aucun service, comme avant de pouvoir leur faire honneur par leur état de santé. Et c'est, dans toutes ces circonstances, soit pour présider aux soins qui peuvent aider à ces animaux à contracter plus facilement l'habitude de leur nouvelle manière de vivre, soit pendant la durée de leurs maladies, soit enfin lorsque, pendant leur convalescence, il est urgent de réparer leurs forces diminuées, ou leur santé plus ou moins délabrée par ces causes, que les vétérinaires militaires doivent sur-tout s'attacher à les bien observer; car c'est effectivement alors qu'ils ne sauraient apporter une trop grande surveillance et trop de sollicitude, pour discerner et pour faire appliquer avec exactitude les moyens, ou hygiéniques, ou médicaux, qui conviennent le mieux à l'état, au tempérament, au sexe, et souvent même aux différentes modifications des maladies et des souffrances de ces chevaux.

N'ont pas assez de nourriture.

Une des causes qui influent sur-tout sur la santé des chevaux de remonte, c'est la petite quantité d'alimens qu'ils reçoivent. Et en effet, comme, par un principe fondé sur la plus louable économie, une sorte de parcimonie a présidé à la fixation de la ration de fourrage, cette ration, suffisante toutefois pour les chevaux qui y sont depuis long-temps accoutumés, a été si rigoureusement calculée, que même pour les chevaux faits il serait bien impossible d'en retrancher sans danger la moindre portion ; cependant cette ration, si minime, est la même que l'on accorde aussi aux jeunes chevaux, et tout prouve que plusieurs causes qui leur sont particulières concourent à la rendre beaucoup trop faible pour eux : or, ces causes sont 1°. l'habitude, l'impérieuse habitude d'une nour-

riture plus abondante et meilleure, contractée dans le pays où ils ont été élevés;
2°. l'activité de la digestion dans le jeune
âge ; 3°. la nécessité pendant leur accroissement de leur fournir, par une
nourriture plus abondante, les matériaux
indispensables au développement des parties ; 4°. enfin, celle de réparer les pertes
occasionnées par la castration, par la fatigue d'une première route, par le travail
de la dentition, et tant par les maladies
du jeune âge et de l'acclimatement que
par leurs suites. Aussi, voit-on constamment les chevaux de remonte demeurer
un ou deux ans dans un assez mauvais
état, quels que soient d'ailleurs les soins
qu'on leur accorde ; car la faim qui les
tourmente est telle, que non-seulement
ils mangent avec avidité leur ration trop
exiguë, mais encore qu'ils dévorent avec
plaisir les pailles les plus grossières, le
fumier presque entièrement consommé,
quand ils peuvent avoir un instant la
possibilité de satisfaire ainsi l'appétit qui

les fatigue sans relâche. Il en résulte que, constamment affaiblis par la faim , tourmentés souvent par la dentition , ne faisant quelquefois usage que d'alimens dont les qualités seraient nuisibles à leur santé , même dans le cas où ils en recevraient une quantité suffisante pour satisfaire à leurs besoins , et souvent soumis en outre , pendant ce temps critique, par un empressement mal entendu, à un exercice excédant leurs forces , beaucoup de ces chevaux languissent et se développent mal ; que d'autres , sans acquérir une conformation absolument vicieuse, demeurent plus faibles de santé et de constitution que si , à cette importante époque de leur vie , ils eussent été assez abondamment nourris ; et que quelques autres enfin périssent prématurément , par des affections vermineuses , par des gourmes chroniques , par des maladies de langueur, par des affections chroniques des organes digestifs , de la poitrine ou du système lym-

15.

phatique, etc., contractées à la suite ou par les effets des souffrances qu'ils ont éprouvées à leur arrivée dans les corps, et dans le temps où leur développement s'achève sous l'influence de cette funeste cause.

L'intérêt du Gouvernement semblerait donc exiger qu'à leur arrivée dans les corps les jeunes chevaux soient long-temps tenus à part, et que jusqu'à leur entier développement ils reçoivent une ration plus forte que celle qui leur est actuellement accordée. Par là on écarterait la cause évidente d'une partie des pertes que les corps de cavalerie font en jeunes chevaux de remonte; pertes que l'on n'a que trop l'habitude de regarder comme étant inévitables, c'est-à-dire comme absolument dépendantes de la nécessité où se trouvent un certain nombre de ces animaux de succomber avant qu'ils ne soient accoutumés à la nourriture, aux travaux militaires, aux changemens de climat, de genre de vie, etc., cependant il est bien certain qu'en les nourrissant suffisamment pendant la durée de leur accroissement, on éviterait au moins une partie de ces pertes, et que l'on préviendrait encore le délabrement prématuré de la santé de beaucoup de ces chevaux.

L'augmentation si désirable de la ration de fourrage destinée aux jeunes chevaux semblerait devoir être, règle générale, d'environ un quart de la quantité actuellement fixée pour ceux de chaque arme ; mais on devrait éviter d'accorder cette augmentation, soit en foin, soit en avoine. Il serait préférable, en effet, qu'elle consistât en paille de froment, en farine d'orge, ou en avoine moulue ; car les autres nourritures plus excitantes conviennent peu aux jeunes animaux, puisque en eux, quel que soit d'ailleurs leur tempérament particulier, les systèmes sanguin et nerveux exercent toujours une certaine prédominance à cette époque de leur vie, où ils sont exposés à la gourme , maladie toujours plus ou moins vivement inflammatoire ; à cette même époque de leur existence , où le développement de toutes les parties produit quelquefois un orgasme général , et où enfin la turgescence sanguine, causée par la dentition , dispose les organes des sens et toutes les parties de la tête à diverses affections phlegmasiques.

Leurs maladies.

Les chevaux de remonte, à leur arrivée dans les corps , paient donc presque tous, aux dépens de leur santé , ou au moins de leur force et de leur embonpoint , un tribut fâcheux aux nouvelles habitudes du régime hygiénique, auxquelles ils se trouvent obligés de se soumettre et de s'accoutumer; et l'on ne peut alors en prendre trop de soin , puisque l'expérience prouve que la manière plus ou moins favorable dont les chevaux éprouvent et supportent les maladies du jeune âge; que celle plus

» ou moins complète dont ils se rétablissent
» ensuite de ces maladies, ont une très-
» grande influence sur la santé et sur la
» durée de la vie de ces animaux.

Dans un certain nombre de chevaux plus favorisés de la nature par une heureuse constitution, les affections dont il s'agit ne causent souvent qu'un trouble léger et peu apparent de la santé ; mais dans d'autres plus mal disposés, un excès d'irritabilité particulière, ou des circonstances plus ou moins défavorables à leur développement et à leur guérison, venant à coïncider avec le travail que l'organisme se prépare à effectuer alors plus ou moins laborieusement, il en résulte quelquefois pour ces animaux des altérations morbides plus ou moins dangereuses. Or, on sent dès-lors que les chevaux qui se montrent disposés à éprouver de tels dérangemens maladifs demandent toujours, et même avant l'époque où ceux-ci peuvent arriver, les soins les plus attentifs, les plus grands ménagemens, afin de leur conserver par ces soins, ou de ne point laisser épuiser par des travaux intempestifs, des forces qui leur seront si nécessaires pour supporter les souffrances de ces époques critiques, ou pour se rétablir des suites qu'elles peuvent avoir.

Mais ces maladies ne sont pas les seules qu'éprouvent les jeunes chevaux immédiatement après leur arrivée dans les corps ; car on observe que, par le concours de diverses circonstances défavorables à leur santé, et aux effets desquelles ils sont cependant toujours exposés à cette époque, ils se montrent fréquemment affectés de vices de la digestion et d'irritation des organes abdominaux, pulmonaires, etc. : en sorte que, à la suite de ces dérangemens plus ou moins marqués, ils sont quelquefois attaqués de maladies herpétiques, dont l'intensité varie, d'affectations vermineuses souvent bien dangereuses, ou enfin d'un marasme rebelle et trop souvent meurtrier.

Les jeunes chevaux, dans tous les corps, reçoivent différentes marques faites au feu ; beaucoup d'entre eux les sup-portent non sans en ressentir une très-vive souffrance, mais au moins sans pa-raître en éprouver d'autres suites que leurs effets locaux ; tandis que d'autres chevaux plus irritables éprouvent, après cette douloureuse opération, une fièvre de réaction d'autant plus forte, qu'ils sont doués d'une sensibilité nerveuse plus exaltée, et cette altération maladive peut devenir ensuite d'autant plus grave, que ces chevaux sont plus mal disposés.

Enfin, quelques autres maladies aux-quelles les jeunes chevaux sont encore particulièrement exposés, pendant les premiers temps de l'instruction qu'ils reçoivent après leur arrivée dans les corps, dépendent de lassitudes plus ou moins grandes, tant dans les membres que dans les reins, ainsi que de la tension douloureuse de toutes les parties de leur corps, qui en est quelquefois la suite ;

accidens que peuvent occasionner 1°. la gêne des nouvelles positions qu'on les force de prendre et de garder ; 2°. le défaut d'habitude pour supporter sans peine le poids des harnois, celui du cavalier, et la contrainte qui en résulte ; 3°. les mouvemens nouveaux, et dèslors très-fatigans, auxquels ils sont forcés de se prêter et de s'accoutumer ; 4°. des leçons trop prolongées ; 5°. enfin, l'impatience ou l'inexpérience des instructeurs, qui les porte à exiger quelquefois de ces animaux ce que la faiblesse de leur âge ou de leur situation ne leur permet pas d'exécuter, ou à leur demander tout-à-coup ce que l'instruction préliminaire, mais encore trop bornée, qu'ils ont déjà reçue ne leur a pas appris à exécuter graduellement et sans préjudice pour leur santé. Aussi observe-t-on qu'il peut souvent résulter de toutes ces causes des courbatures ou d'autres maladies fortes, longues et dangereuses, qui mettent en péril les jours

» de ces animaux, ou qui au moins, en
» épuisant leurs forces, contrarient ou re-
» tardent leur développement.

Leur Instruction.

La marche et les gradations suivies
dans l'instruction, les soins pris pour
assurer les effets que l'on en attend, et
pour prévenir les suites fâcheuses que
pourrait avoir celle qui serait mal di-
rigée, peuvent donc aussi influer sur la
conservation des chevaux de remonte et
sur la force de leur santé.

L'âge le plus propre pour la commencer avec avantage est celui où ils
viennent d'acquérir presque toutes leurs
forces, et où ils conservent néanmoins
encore toute la souplesse, toute la bonne
volonté de la jeunesse. Si leur instruction est commencée avant cette époque
de leur vie, alors ils sont souvent usés
auparavant que l'on puisse s'en servir,
et au contraire si l'on attend plus tard,
ils profitent moins facilement et moins

complétement de l'instruction qu'on leur donne ; les habitudes particulières, plus enracinées, se perdent plus difficilement, souvent même ne peuvent plus être quittées, ainsi que les vices d'allures, et on fatigue, on rebute, on ruine quelquefois, dans ces cas, des chevaux que l'on cherche inutilement à dresser, même aux plus simples exercices du manége et de la cavalerie. Ainsi donc, règle générale, ce n'est qu'à l'âge de cinq ans que l'on peut, et encore avec beaucoup de ménagemens, commencer, sans de grands inconvéniens, l'instruction des chevaux, comme ce n'est aussi qu'à six, ou même à sept ans, que l'on doit leur faire faire un service actif, soutenu et fatigant.

Les premières leçons de l'instruction, celles qui ont pour objet de faire contracter aux chevaux l'habitude de se rassembler, de se placer, de *s'asseoir*, de donner à leur tête, à leur encolure, ainsi qu'à quelques autres parties de leur corps, une position plus ou moins nouvelle pour eux, contraire souvent à leurs habitudes antérieures, et dès-lors toujours très-fatigante dans les premiers temps de cette instruction, méritent, sous ce rapport, la plus grande attention de la part des personnes chargées de surveiller la santé des chevaux, comme elles exigent de celle des instructeurs les plus grandes précautions, beaucoup de douceur, une grande patience enfin pour ne pas rebuter ces chevaux ou excéder leurs forces, inconvéniens toujours graves, et qui peuvent même, comme je l'ai déjà dit, devenir la cause de maladies très-dangereuses.

Il est encore d'autres leçons qui fatiguent aussi constamment les chevaux, qui les ruinent même quelquefois très-promptement, et sur-tout quand elles ne sont pas données avec toute l'attention, toute la prudence qu'y apportent toujours les instructeurs quand ils savent apprécier les forces d'un cheval : ce sont celles du trot en cercle à la plate-longe.

Beaucoup de chevaux doivent la **perte** de leur santé, dans quelques cas, au peu de ménagement avec lequel on les y a fait travailler, ou, dans d'autres cas, au peu de gradation observé dans le raccourcissement du cercle qu'on leur fait parcourir; et d'autres, enfin, sont complétement ruinés avant d'avoir été amenés au degré de souplesse que l'on cherchait à leur faire acquérir.

Après ces premières leçons, qui certes sont bien de toutes les plus fatigantes, il en est d'autres qui veulent aussi être données avec beaucoup de jugement et de prudence, telles que celles qui ont pour objet la course des têtes et les sauts de la barrière, du fossé et de la haie, parce qu'elles demandent l'emploi d'une grande force de la part des chevaux, et nécessitent par conséquent beaucoup de ménagemens de la part des personnes chargées de les donner à ces animaux.

On ne doit donc pas perdre de vue qu'un cheval dont on exige des choses actuellement au-dessus de ses forces, ou des choses que sa conformation particulière, ou bien encore que certaines défectuosités ne lui permettent pas d'exécuter, non-seulement s'y refuse le plus ordinairement, mais qu'il peut même ensuite, quand les châtimens l'ont contraint à l'exécuter plus ou moins mal, trouver dans cette contrainte le principe de plusieurs maladies graves et de vices dangereux.

Enfin, c'est aussi avec beaucoup de prudence, et en prenant les plus grandes précautions pour assurer le succès de ces tentatives sans nuire à la santé des chevaux, sans les porter à se blesser par des actions désordonnées, que l'on doit les habituer, en suivant des gradations infinies pour mieux y parvenir, à porter la selle, à sentir le choc des étriers, à souffrir l'homme, tantôt à poils et tantôt en selle, à l'usage de la bride et des autres aides, à la vue des armes, des plumets, des drapeaux, des troupes, au bruit de la musique, des tambours, des armes à feu, etc., etc.

DEUXIÈME SECTION.

DES CHEVAUX DE TROUPE DANS L'ÉTAT DE SANTÉ.

Lorsque les chevaux de remonte sont enfin guéris des maladies du jeune âge et convenablement instruits, ils sont mis dans les rangs, où ils ne travaillent ordinairement plus qu'à l'école d'escadron, et où ils sont, en toutes choses, soumis au régime de vie des autres chevaux de troupe.

Régime de Vie.

Rien n'égale la régularité de la manière de vivre de ces chevaux en garnison et dans chaque saison de l'année; toujours mêmes heures pour les repas, pour l'exercice, pour le repos, pour tous les soins généraux qu'on leur accorde;

toujours même durée des pansages, des manœuvres, des promenades ; enfin constamment même quantité , et pour ainsi dire même nature d'alimens, etc. , etc. Aussi cette régularité , que rien n'interrompt, et qui , considérée d'une manière abstractive , est souvent, tant que les chevaux peuvent y être tenus, la principale cause du maintien de leur santé , devient ensuite souvent, quand on est forcé de s'en écarter, soit en route, soit en guerre , soit pour de toutes autres raisons, une source fréquente de maladies et de souffrances pour ces animaux.

Le travail des classes à cheval , l'école d'escadron , et même les manœuvres, sont ordinairement des exercices peu fatigans, et tout au plus faits pour fournir aux chevaux le mouvement nécessaire au maintien de leur santé. Cependant on a vu , dans quelques cas particuliers , ces exercices ou trop fréquens , ou trop prolongés , ou commandés sans mesure, surpasser la force des chevaux , et devenir non-seulement la cause de maladies graves, mais encore celle de grandes pertes de ces animaux.

Dans les cas les plus ordinaires, les chevaux de troupe ne travaillent guère que tous les deux jours, et rarement au-delà de trois à quatre heures chaque fois; enfin, ils sont promenés aussi, tous les deux jours, pendant environ deux heures, aux époques où ils ne travaillent pas; tout le reste du temps, ils le passent à l'écurie et par conséquent dans le repos; mais il y a, jusque dans cette vie peu active, une source de maladies très-fréquentes parmi les chevaux de troupe. C'est ainsi que dans toutes les saisons de l'année, et quand leurs alimens sont de bonne qualité, elle les conduit fréquemment à l'obésité, état dans lequel, pour la moindre cause d'excitation, ils deviennent ensuite facilement affectés des maladies aiguës les plus violentes; que, dans l'été, elle les dispose à la pléthore sanguine, à l'apoplexie, aux coliques sanguines, etc.; que, dans l'hiver, cet excès de repos favorise et développe souvent des affections cachectiques, des engorgemens froids des extrémités, des crevasses, des eaux aux jambes, etc.; et enfin que, dans tous les temps, le long séjour de ces animaux dans les écuries, l'ennui qu'ils y éprouvent les rendent lourds, paresseux, enclins au sommeil, auquel ils se livrent les trois quarts de la journée, ou les oblige à contracter, comme sujets de distractions, certains vices, et presque toutes les espèces de tics, dont on connaît quels sont ensuite les funestes effets sur la santé et sur la conservation des chevaux.

Changemens de garnison.

Quand un régiment doit changer de garnison, si l'on connaît d'avance l'ordre de ce changement et si les circonstances le permettent, on a soin, pour ne pas faire passer trop brusquement les chevaux de cette vie tranquille aux fatigues d'une longue route, de les y préparer par des promenades militaires, qui ont pour but, suivant l'expression vulgaire, de *mettre les chevaux en haleine.*

En route les chevaux, plus chargés que dans les manœuvres, doivent se fatiguer d'autant plus, qu'ils passent plus promptement, et sans précautions préalables, du repos de la garnison à des marches plus fortes, et que les étapes étant plus longues, ces animaux, accoutumés à recevoir leurs repas à des heures aussi réglées que rapprochées, resteront une plus grande partie de la journée en route et sans manger; mais alors la composition de la ration est plus forte, et suffit ordinairement pour réparer les forces des chevaux quand les fourrages sont bons, et quand on leur laisse chaque jour le temps de les manger.

Dans l'hiver, où le mauvais état des chemins fatigue beaucoup les chevaux, et où la brièveté des jours oblige souvent à partir au crépuscule pour n'arriver quelquefois que peu d'instans avant la nuit, les chevaux sont ordinairement assez malpropres, parce qu'il est difficile alors de bien faire le pansement de la main ; aussi, quand la route est d'une longue durée, il en résulte souvent des maladies psoriques et pédiculaires. Mais dans l'été, au contraire, la chaleur du jour oblige quelquefois à partir de très-grand matin, ou même à marcher pendant la nuit ; ou bien il arrive que, quand on est obligé de voyager pendant le jour, la poussière que respirent les chevaux, la chaleur et la sueur qui les épuisent, les mouches qui les tourmentent, nuisent beaucoup à ces animaux, et augmentent encore les effets que la fatigue de la route seule était déjà capable de leur causer.

L'allure observée par les régimens dans leurs marches est, pour l'ordinaire, celle d'un pas modérément allongé, mais soutenu. Cette allure, la plus lente du cheval, a l'avantage de ne demander que l'emploi d'une moindre force, et n'exige pas non plus, pour être long-temps continuée, ni beaucoup de vigueur, ni des efforts bien développés; mais elle offre l'inconvénient de laisser les chevaux plus long-temps en route, de permettre aux cavaliers de s'endormir à cheval, et de les laisser facilement augmenter leurs distances : en sorte que, quand ils veulent les reprendre, s'ils ne le font point à un *pas* allongé, il arrive que la queue de la colonne est obligée de trotter, ce qui rend la marche irrégulière et fatigue les chevaux de la gauche du corps beaucoup plus que les autres, outre l'inconvénient grave de rendre les blessures de la selle plus fréquentes parmi ces chevaux. Au reste, on ne remédie qu'en partie à ces inconvéniens quand on fait marcher alternativement tous les escadrons en tête de la colonne, puisque chacun d'eux éprouve alors à son tour les mauvais effets de cette marche peu régulière.

Dans quelques régimens, et dans des circonstances particulières, on fait une partie de la route à un trot réglé et peu allongé. Cette allure, qui serait plus fatigante si elle était continuée aussi long-temps que le pas, et qui ne peut nuire au reste qu'aux chevaux jeunes et faibles, qu'à ceux qui boitent ou qui sont blessés, ainsi qu'aux chevaux sellés qui sont conduits en main, a d'ailleurs de très-grands avantages; les chevaux, parcourant plus promptement le chemin, restent moins long-temps chargés et sans manger, les cavaliers dorment moins à cheval, gardent mieux leurs distances ainsi que leur position, et la marche enfin est toujours plus régulière.

On doit donc avoir égard à l'influence que l'allure adoptée par les chefs de corps peut, dans une route plus ou moins longue, avoir sur la santé des chevaux, tant pour répondre avec connaissance de cause, s'il arrivait que l'on fût consulté à cet effet, que pour connaître d'où peuvent provenir les maladies qui seraient produites par cette cause.

Les effets de la fatigue des premiers jours de marche sont souvent tels sur quelques chevaux, mais sur-tout sur ceux qui sont jeunes, comme sur ceux qui y sont le moins habitués, que ces animaux refusent alors de manger, et préfèrent le repos à la nourriture; des soins bien dirigés et convenablement prescrits suffisent ordinairement pour faire cesser cette disposition fâcheuse; et bientôt ces animaux, s'habituant à la fatigue, en supportent mieux les effets; mais aussi, dans d'autres cas, il en résulte des maladies très-graves, et sur-tout sur les chevaux qui poussent leurs dents, qui se développent, ou qui sont tout nouvellement guéris de maladies qui ont épuisé leurs forces, en sorte que la perte des animaux en est même quelquefois le fâcheux résultat. Mais c'est principalement quand, dans des marches forcées, les régimens de cavalerie sont obligés de

doubler les étapes, que ces effets de la
fatigue sont encore plus marqués et plus
dangereux, et que même les chevaux
les plus robustes et les mieux habitués
aux longues marches peuvent aussi
parfois en ressentir les mauvais effets;
enfin, c'est sur-tout dans de telles circonstances que les chevaux de troupe se
montrent le plus exposés à la fourbure,
quand il existe dans quelques-uns d'entre eux des dispositions qui en favorisent le développement.

Une chose qui mérite d'être remar-
quée, c'est que les chevaux, pendant une
longue route, changent continuellement
de qualités de nourriture; que tantôt,
après avoir reçu d'abord de bons fourrages, ils doivent en manger ensuite de
la dernière qualité; que, d'autres fois,
ils reçoivent des foins aigres, composés
de laîches et de roseaux, et ayant une
odeur de marais, après avoir reçu, le
jour précédent, du foin fin, de prés
secs, et bien récolté; que quelquefois

ils en reçoivent qui sont plus ou moins
avariés, et qui, avec une odeur de moisissure, ont encore une saveur si rebutante, qu'elle dégoûte les chevaux, forcés alors à les refuser, malgré la faim qui
les presse. Enfin, il en est de même pour
eux relativement à la boisson, les eaux
qui les abreuvent en route étant fournies, selon les cas, tantôt par des rivières ou des puits, et tantôt par des
fontaines ou par des mares.

Si l'on observe actuellement que, dans
les marches, les chevaux de troupe sont
rarement aussi bien et aussi sainement
logés, sous tous les rapports, que dans
leurs garnisons, on aura, au moins pour
les cas ordinaires, une idée exacte des
différences que présentent les diverses
situations de ces chevaux dans les routes
et en temps de paix, comparées avec
leur situation habituelle et avec toutes
les circonstances qui les concernent dans
la vie réglée des garnisons.

Cependant, malgré toutes ces différences, souvent défavorables à la santé des chevaux, on observe généralement, tant l'exercice leur est salutaire, que les affections maladives internes sont, pour l'ordinaire, moins fréquentes pendant les marches, que quelque temps après l'arrivée dans les lieux où l'on doit stationner : aussi, et à quelques exceptions près, les blessures de la selle, les claudications et les fièvres de réactions qu'elles occasionnent, sont-elles les maladies les plus communes des chevaux de troupe dans les routes qu'ils ont à faire pour changer de garnison.

Camps pour les grandes Manœuvres.

Quand on forme des camps de cavalerie pour les grandes manœuvres, les régimens peuvent y être logés de deux manières différentes : ou bien ils sont cantonnés par détachemens dans les villages voisins du lieu de rassemblement, ou bien quand des circonstances quelconques s'y opposent, et sur-tout quand la beauté du temps le permet, ils campent près des lieux destinés à les faire manœuvrer, et autant que possible dans un terrain qui présente les principales conditions nécessaires à un bon bivouac. Dans le premier cas, les chevaux placés, le moins mal que cela se peut, dans des écuries, des étables, des bergeries, des granges et sous des hangars, peuvent, à la vérité, être très-incommodément et très-malproprement logés, mais se trouvent au moins à l'abri des intempéries de l'atmosphère et moins exposés, tant aux rayons du soleil qu'aux attaques des mouches ; tandis que dans le second cas, ces animaux ont le désavantage d'être directement exposés à toutes les vicissitudes de l'air, à la chaleur du jour, à la fraîcheur des nuits et à l'humidité de la terre : aussi ne peut-on se refuser de convenir que dans ces deux positions, dont la dernière est au reste la plus pénible, les chevaux se trouvent encore moins avantageusement placés, sous le rapport de leur santé, que dans leurs garnisons.

Les jours où les grandes manœuvres ont lieu, d'abord devant les généraux qui doivent commander les troupes, et ensuite devant les grands personnages pour lesquels ces réunions sont faites, les chevaux, montés de très-grand matin, travaillent, sans manger, la plus grande partie de la journée, le plus ordinairement au trot et au galop, quelquefois dans des terres labourées, ou au milieu d'épais nuages de poussière, et ne rentrent ensuite que très-tard dans leurs cantonnemens ou dans leurs bivouacs, pour recommencer dès le lendemain, et pour continuer ensuite ces manœuvres pendant un certain nombre de jours, souvent sans aucune interruption. On doit aisément sentir combien de telles fatigues, toujours suffisantes pour épuiser chaque jour les nouvelles forces des chevaux, éprouvées en même temps que les effets de plusieurs autres circonstan-

ces non moins défavorables à leur santé, doivent avoir, et ont par conséquent
souvent d'influence sur elle, et sont
propres à leur causer de funestes maladies.

Service de la Garde royale.

Enfin, si les régimens qui appartiennent à la Garde royale sont, en général, tant dans leurs garnisons que dans
leurs marches, et dans tous les autres
cas ordinaires, comme dans leur régime
habituel de vie, absolument dans des
circonstances analogues à celles qui leur
correspondent pour les corps de la ligne,
il arrive, au contraire, que la vie très-
active des chevaux d'une partie de ces
régimens, c'est-à-dire de la cavalerie légère de la Garde, et sur-tout quand ces
corps sont de service auprès du Roi,
en diffère très-essentiellement. Et en
effet, celui de ces régimens qui se trouve
être de service doit fournir les escortes
de S. M. hors des barrières de la capi-

tale, et celles des princes et princesses de la famille royale, tant dans Paris qu'au dehors de cette ville. Or, chacune de ces escortes accompagne les princes pendant un espace de trois lieues, ou même plus, quelquefois au grand trot, mais souvent aussi au galop, et est alors relevée communément par une autre escorte, placée d'attente à un relais désigné d'avance ; mais quoique ce service soit d'ordinaire exactement réglé et fort bien dirigé, il arrive cependant parfois que des circonstances imprévues faisant changer la direction de la marche, l'escorte ne rencontrant pas celle qui devait la relever se trouve obligée de la continuer, et double par conséquent sa course, malgré les mauvais effets qu'il en doit résulter pour la santé des chevaux. Ces escortes, au reste, ont lieu en toutes les saisons; l'hiver, malgré les intempéries et le mauvais état des chemins, et l'été, souvent au mépris de la chaleur la plus excessive : aussi, dans tous les temps les courbatures,

la fourbure, les affections inflammatoires de tous les genres, sont-elles les
suites très-fréquentes des fatigues d'un
tel service; tandis que, dans les saisons
chaudes, la langueur des digestions, le
dépérissement qui la suit, et les irritations aiguës des organes gastriques en
sont souvent le produit; quand, enfin,
dans les temps froids, les arrêts de la
transpiration, les affections catarrhales,
les maladies de la poitrine en sont, au
contraire, les funestes effets les plus ordinaires.

D'après la manière dont ce service se
fait, chacun des six escadrons du régiment fournissant à son tour tous les chevaux qui y sont employés le même jour,
il devrait en résulter, si tous les chevaux étaient constamment en état de faire
les escortes, que ceux qui ont été de
garde un tel jour ne devraient plus recommencer ce même service qu'après un
intervalle de repos de cinq jours entiers;
mais bien loin qu'il en soit ainsi, plu-

sieurs causes s'y opposent, et il en résulte que le tour des chevaux propres
à ce service revient ordinairement avec
plus de fréquence ; car l'on est forcé d'en
exempter, 1°. tous les chevaux qui, ayant
fait à leur dernier tour une course trop
forte, ne pourraient pas, sans de grands
dangers, être de nouveau envoyés en
escorte, avant d'être suffisamment rétablis de l'excès de fatigue qu'ils ont
éprouvé ; 2°. tous les jeunes chevaux
ayant moins de cinq ans, et pour qui
ce service serait trop pénible, ou au-
dessus de leurs forces; 3°. les chevaux
momentanément indisposés; 4°. ceux qui
sont blessés, boiteux, malingres ou malades ; 5°. les chevaux convalescens; 6°.
enfin ceux qui se trouvent instantané-
ment soumis à un régime prophylactique
quelconque. Cette grande quantité de
chevaux, que le soin même de leur conservation oblige à exempter du service,
fait naturellement retomber sur ceux qui
sont sains et forts la part des travaux

que les premiers auraient dû faire, en sorte qu'il en résulte pour les chevaux disponibles un surcroît d'exercice et de fatigue, qui leur est toujours d'autant plus nuisible, qu'ils sont moins nombreux et que les courses se trouvent être plus fréquentes, plus longues et plus rapides. Toutes ces circonstances réunies rendent donc le service de la cavalerie légère de la Garde, déjà si actif de sa nature, non-seulement très-fatigant, mais encore souvent funeste à la santé et à la conservation de ses chevaux.

Mais les courses des escortes sont plus ou moins pénibles pour les chevaux, en raison de la saison, de l'état des chemins, des intempéries de l'atmosphère, etc. Dans tous les temps, les chevaux qui les fournissent, parcourant au grand trot ou au galop une plus ou moins grande distance, arrivent toujours au relais fatigués et en sueur; mais, dans l'été, les fortes chaleurs, comme la poussière de la route, augmentent la gravité de cet état et l'excès de la sueur ; l'état outré d'échauffement, la soif excessive qu'éprouvent alors les chevaux, exigent encore un redoublement de précautions de la part du cavalier, ainsi que de surveillance de la part des chefs ; enfin, dans l'hiver, ce même état d'une fatigue et d'une transpiration outrées est bien autrement dangereux, puisqu'il peut plus facilement encore, et par la moindre négligence, causer les affections les plus graves.

Quand les chemins à parcourir sont montueux, mal unis, coupés d'ornières, couverts de pierres ou d'une boue tenace, dans laquelle enfoncent les pieds des chevaux, ou enfin d'un sable mouvant qui ne présente qu'un appui peu solide, etc., la fatigue des chevaux est encore aggravée par les difficultés de la marche dans des routes aussi mauvaises. Les routes pavées fatiguent tout autant les chevaux qui les parcourent ; elles étonnent les pieds, et causent dans les articulations inférieures des membres, comme dans les tendons des régions phalangiennes, des réactions douloureuses, qui sont alors la source très-fréquente, d'abord de longues claudications, puis ensuite d'une usure prématurée. Mais quand les chemins sont couverts de neige, de glace et sur-tout de verglas, c'est alors que le danger actuel des courses est encore bien plus grand, et que la multiplicité des accidens auxquels sont exposés, tant les chevaux que les cavaliers, est vraiment effrayante.

Si les escortes sont faites dans des temps de pluie, de neige, de dégel, etc., les chevaux alors ne rentrent jamais que couverts de boue et complétement mouillés par la sueur, autant que par l'humidité des intempéries qu'ils ont éprouvées pendant la route.

Aussi, d'après ce que je viens d'exposer, il sera facile de juger que les maladies des chevaux qui font un semblable service doivent être aussi fréquentes que graves ; qu'elles doivent être capables d'occasionner la perte d'un grand nom_ bre de ces chevaux, et enfin que les affec- tions les plus communes dans ces cas , outre une variété très-grande de blessu- res et de claudications , doivent être les courbatures , les pleurésies , les péri- pneumonies, les catarrhes, les irritation s gastriques, la fourbure, etc. , ainsi que les nombreuses maladies chroniques qui doivent être la suite de la fréquence et de la réitération de celles-ci.

Service des Gardes-du-Corps.

Enfin, quand les chevaux des Gardes-du-Corps font les mêmes courses, ils peuvent en éprouver, dans des circonstances égales , et la même fatigue et d'aussi funestes effets.

TROISIÈME SECTION.

DES CHEVAUX DE TROUPE DANS L'ÉTAT DE MALADIE.

Choses qui leur sont défavorables.

J'ai fait voir qu'il n'est aucune des circonstances dans lesquelles peuvent se trouver les chevaux de troupe, même en temps de paix, qui, dans bien des cas, ne devienne pour eux la cause de quelques maladies; tandis que d'autres affections, dont ils peuvent aussi se montrer fréquemment atteints, prennent naissance dans les choses hygiéniques qui leur sont propres et dont j'ai indiqué les vices; mais, comme si ce n'était point encore assez que ces chevaux trouvassent toujours dans les régimens les causes de nombreuses et de fréquentes maladies, il y a aussi, dans l'état militaire, d'autres causes qui lui sont inhérentes, et dont les effets sont, 1º. de s'opposer à ce que l'on puisse prévenir constamment ces maladies, même après que l'on en a découvert la cause ; 2°. de contribuer à les rendre plus graves que dans d'autres situations ; 3°. d'en contrarier et d'en retarder la guérison ; 4°. enfin, d'en rendre quelquefois les rechutes et plus fréquentes et plus inévitables : car, lorsque la cause d'une maladie qui se développe avec fréquence sur les chevaux d'un corps est bien connue, bien démontrée, rien ne serait souvent plus facile que de mettre un terme à son invasion, en plaçant les chevaux à l'abri des effets et de l'influence de cette cause; mais il n'est que trop ordinaire, dans de tels cas, que tantôt le manque d'ordres supérieurs, toujours indispensables, et tantôt les habitudes militaires, viennent s'opposer à l'application des mesures hygiéniques qu'il conviendrait de prendre, ou enfin, que quelques autres obstacles dépendant de la nature du service, ainsi que de la position relative des troupes, en empêchent, soit l'application, soit les bons effets.

Mais toutefois, une des plus grandes difficultés de l'exercice pratique de la médecine vétérinaire militaire, c'est que l'on est souvent obligé de combattre les maladies, pendant que les causes qui les ont produites continuent à exercer sur les chevaux qui en sont affectés toute leur dangereuse influence; et après elle il convient de citer le nombre beaucoup trop limité des diverses substances alimentaires qui sont ordinairement à la disposition des troupes, et le choix par conséquent trop restreint que l'on est obligé d'établir dans la préférence à accorder au son sur l'avoine, ou à la paille sur le foin; car ce n'est jamais qu'au printemps que les chevaux de troupe peuvent être mis au vert. Enfin, quand il vient à se déclarer des maladies contagieuses, la première précaution que l'on devrait prendre serait d'éloigner les animaux sains, sinon des lieux, au moins des habitations infectées ; et cependant, on est ordinairement obligé, au contraire, de les laisser dans les mêmes écuries qu'ils occupaient avec ceux qui sont tombés malades : car la seule mesure de ce genre que l'on peut prendre alors ne consiste que trop souvent à se contenter de séparer ceux-ci des premiers.

Causes qui favorisent leur guérison.

Cependant, si toutes ces causes rendent quelquefois le traitement des chevaux malades plus difficile dans les corps qu'ailleurs, on doit dire également qu'il en est d'autres qui le rendent, dans quelques cas, et plus aisé et d'un succès souvent plus certain. C'est ainsi, 1°. que le vétérinaire attaché à un régiment connaît toujours mieux les chevaux qu'il doit y traiter ; 2°. qu'il n'ignore pas les circonstances antérieures qui ont pu avoir sur eux une certaine influence ; 3°. que l'affection maladive lui est ordinairement connue dès son invasion, et

18.

qu'il a dès-lors l'avantage de la combattre avant qu'elle ait fait de grands, de dangereux progrès; 4°. que si la soustraction du malade à toute espèce de travail devient nécessaire, elle sera beaucoup mieux observée, ainsi que le régime, la diète, les soins hygiéniques, etc.; 5°. qu'il n'y a ordinairement à craindre ni contrariétés ni empêchement sur la nature du traitement à suivre, sur les opérations nécessaires, etc., sur-tout si le vétérinaire a su inspirer de la confiance à ses chefs; 6°. que la convalescence peut être prolongée aussi long-temps que cela devient nécessaire; 7°. que les suites des maladies, leur reproduction spontanée ou non, sont mieux reconnues; 8°. enfin, que quand la maladie a une terminaison funeste on peut mieux, ou au moins plus souvent, faire tourner la perte des animaux au profit de son instruction, en procédant avec soin à l'autopsie cadavérique, pour la faire servir à éclairer le traitement des autres maladies semblables à celle qui a causé la mort.

Mais tous ces avantages cessent souvent d'être applicables à la position dans laquelle se trouvent les chevaux de troupe malades, pendant une route ou au moment d'un changement de garnison, position qui est certes la plus critique sous tous les rapports; car alors les chevaux affectés de maladies plus ou moins graves, épuisés de souffrances, gênés par les douleurs qu'ils ressentent, ou souvent affaiblis soit par les traitemens, soit par une diète indispensable, obligés de voyager en parcourant huit ou dix lieues par jour, exposés ou à la chaleur ou au froid et à toutes les intempéries, sont très-souvent logés, en arrivant au gîte, dans des écuries froides, humides, mal closes et peu saines, où ils manquent de litière : aussi, accablés par l'excès du mal et de la fatigue, ils refusent souvent la nourriture nécessaire pour réparer leurs forces épuisées, et cependant ils sont malgré cela obligés de continuer, à moins d'impossibilité absolue, à suivre tous les jours la marche de leur régiment.

Pour quelles Maladies ils entrent à l'infirmerie.

Dans les corps, les chevaux ne sont mis dans les infirmeries que quand ils sont attaqués de maladies internes ou fortement blessés; mais, au contraire, dans tous les cas où un repos de quelques jours, un régime particulier et momentané peuvent les rétablir promptement, ou prévenir le développement d'une maladie qui était sur le point de se déclarer, on les y soumet en les laissant dans leur écurie ordinaire, et alors, si le cas l'exige, on les y sépare convenablement des autres chevaux. Tous les cas de blessures et de claudications légères sont pansés à des heures et au lieu indiqués, les chevaux continuant à demeurer dans leur escadron.

Séjour dans de mauvaises Infirmeries.

Quand les bâtimens qui servent de casernes n'ont point été construits, dans le principe, pour les faire servir au logement des troupes à cheval, on est souvent forcé, manque d'autres locaux, d'assigner, pour servir d'infirmerie, les écuries les moins commodes pour ce service, et même parfois celles qui sont les plus malsaines et les plus mal distribuées, par cela seul que ces bâtimens sont les plus isolés, ou paraissent convenir moins que les autres pour le logement des escadrons; aussi, il arrive très-souvent alors que rien n'égale le peu de commodité, ainsi que l'insalubrité de ces infirmeries; et enfin, que leur séjour, loin de contribuer, par des dispositions conformes aux règles de l'hygiène, au rétablissement de la santé des chevaux, aggrave encore leurs altérations morbides, convertit des affections simples et peu dangereuses en des maladies bien plus graves, auxquelles on ne peut plus opposer de traitement efficace, et devient ainsi l'une des principales causes d'une partie des pertes en chevaux que les régimens éprouvent dans de semblables cas.

Des Infirmeries en route.

Enfin, quand on se met en route, les chevaux de l'infirmerie marchent à part, en avant ou en arrière du régiment, accompagnés de l'un des vétérinaires; ils logent ensemble autant que possible, mais toujours au lieu d'étape, d'une part pour leur éviter le chemin superflu qu'ils seraient quelquefois obligés de parcourir pour aller prendre gîte dans des villages situés sur les côtés de la route, de l'autre pour les avoir tous réunis, afin qu'ils soient plus à la portée, tant de la surveillance des chefs que de recevoir les soins des vétérinaires. Au reste, les chevaux malades ou blessés qui se trouvent dans un tel état, qu'il est impossible de leur faire entreprendre ou continuer la route , doivent être abattus de suite quand leurs maux ne sont pas curables; mais s'ils sont encore susceptibles de guérison, ils sont laissés en arrière avec des cavaliers pour en prendre soin et pour les ramener au corps après leur rétablissement. Ces chevaux, autant que cela se peut, sont laissés en subsistance dans d'autres régimens; mais dans le cas contraire, les sous-intendans militaires, et, à leur défaut, les sous-préfets ou les maires en demeurent chargés.

CINQUIÈME PARTIE.

DES DIFFÉRENTES SITUATIONS DANS LES-QUELLES LES CHEVAUX PEUVENT SE TROUVER EN TEMPS DE GUERRE.

PREMIÈRE SECTION.

DES CHEVAUX DE TROUPE EN CAMPAGNE, DANS L'ÉTAT DE SANTÉ.

Manière de vivre.

La première, la plus importante des différences qui frappent l'esprit de l'observateur lorsqu'il veut comparer les diverses situations dans lesquelles l'état militaire peut placer les chevaux de troupe, c'est cette opposition si marquée, si parfaitement contrastante, qui existe entre les habitudes, suites de leur régime de vie dans les garnisons, et leur manière de vivre toujours, au contraire, si déréglée en temps de guerre. Or, cette différence est certes l'une des causes les plus puissantes des affections maladives qui, à l'ouverture d'une campagne, as- saillent fréquemment ces chevaux, ac- coutumés pendant la paix à une vie si tranquille, si régulière, si invariable- ment réglée ; affections qui les attaquent enfin, et causent aussi la perte d'un grand nombre d'entre eux, tant qu'ils n'ont pas encore eu le temps de s'habituer aux fa- tigues, aux privations et à tous les écarts hygiéniques, sans cesse renouvelés pen- dant la guerre.

Dans cette dernière position, il n'est en effet ni dans la vie, ni dans le régime des chevaux plus rien de fixe, plus rien de régulier ; nulle chose ne se fait plus par eux le premier jour comme le jour qui le suit, et il n'y a alors plus rien de constant dans la manière d'être de ces animaux, sous tous les rapports relatifs à l'hygiène en général, que les irréguiarités mêmes de leur genre actuel de vie. Les repas n'ont plus lieu à des heures invariablement réglées. Le pansement se fait quand on peut, ou ne se fait pas du tout. Tantôt les chevaux sont obligés de boire, non à l'heure que l'on aurait naturellement choisie pour les conduire à l'abreuvoir, mais dans l'instant où l'on rencontre de l'eau, ou bien encore quand le service le permet. Parfois, les chevaux peuvent être dessellés pendant le jour, et même pendant la nuit; mais, dans d'autres cas, au contraire, ils gardent constamment leur selle, qui ne leur est pas même ôtée pour les panser. Leurs marches, rarement modérées, sont souvent ou forcées ou rapides, ou longues et très-fatigantes ; d'autres fois, ils demeurent des mois entiers dans l'inaction, soit au bivouac, soit dans de mauvais cantonnemens voisins de l'ennemi ; tantôt ils sont dans une grande abondance, et reçoivent alors, avec profusion, tous les alimens qui leur plaisent ou leur conviennent le plus : tandis que sans gradation ménagée ils se trouvent, les jours suivans, exposés ou à la plus grande pénurie ou au manque absolu d'alimens, ou bien encore à faire usage de substances alimentaires tantôt avariées, et tantôt jusque-là encore inusitées par eux, que la faim les force à manger, et qui cependant sont quelquefois nuisibles à leur santé. Aujourd'hui dans de bonnes écuries, et demain dans une bergerie ou une étable aussi malpropre que malsaine ; tantôt à couvert sous des hangars, dans des granges, dans les pièces basses des habitations abandonnées, ou à l'abri du soleil sous des arbres épais ; et tantôt au bivouac, au milieu même d'une plaine, exposés aux rayons brûlans du soleil dans l'été ; à la neige, au froid, à la pluie dans l'hiver ; en un mot, et dans toutes les saisons, aux plus nuisibles intempéries de l'air : quelquefois forcés, malgré les fatigues d'une longue marche, à se battre, chargés de

vivres et accablés sous le poids des harnois, des armes et du cavalier, dans des
terres labourées ou molles ou sablon-
neuses; d'autres fois se battant des jours
entiers sans manger et sans boire; puis
enfin, après des journées aussi pénibles,
forcés encore, dans certains cas, au lieu
de se livrer au repos qui leur serait si
nécessaire pour contribuer, avec la nourriture, à réparer leurs forces épuisées,
de partir le soir en découverte, ou de
passer aux avant-postes la nuit entière
avec la bride dans la bouche, pour recommencer à se battre de nouveau toute
la journée du lendemain. Aussi, après
cette peinture, qui est loin d'être exa-
gérée, et qui peut seule donner une
idée encore fort incomplète des fâcheuses circonstances de la vie du cheval
de troupe en campagne, et dans les diverses situations dans lesquelles peut
quelquefois se trouver la cavalerie, on
ne sera plus surpris de la grande quantité
de chevaux que les corps et sur-tout ceux

de la cavalerie légère perdent en campagne ; mais on pourrait bien plutôt, au contraire, être véritablement étonné que ces pertes ne soient pas encore plus multipliées : car on serait tenté de croire, si l'expérience n'offrait pas la preuve de l'effet contraire, qu'il est impossible que ces animaux puissent jamais résister à l'influence de tant de causes si puissantes de destruction.

Marches.

Les différentes espèces de marches auxquelles les chevaux peuvent être soumis aux armées ont une grande influence sur la santé et sur la fréquence des pertes de ces animaux.

Quand les régimens ne marchent que par journées réglées, et trouvent chaque jour un repos suffisant, des logemens et les alimens nécessaires, une telle situation n'a rien de défavorable ; mais quand ils voyagent, au contraire, à marches forcées, soit en doublant régulièrement les étapes ordinaires, soit en marchant tout le jour et ne se reposant que la nuit, soit enfin quand il ne leur est accordé d'autre repos que celui qu'ils prennent pendant le temps nécessaire pour consommer la nourriture dont ils ont un indispensable besoin : dans tous ces cas, la fatigue des chevaux est relative au degré de promptitude de la marche, et ses mauvais effets sont d'autant plus fréquens et plus marqués, qu'elle est plus pressée et plus long-temps continuée ; et puis enfin, comme les chevaux reçoivent alors, pour les soutenir, une plus grande quantité d'avoine, ou d'autres nourritures excitantes, il en résulte encore tous les autres effets dangereux que l'excès de ces sortes de nourritures peut produire sur la santé : aussi la fourbure, les maladies de poitrine, les courbatures, et toutes les autres affections, accompagnées d'une violente irritation, se déclarent alors avec beaucoup de fréquence. Quand de telles fatigues ont lieu dans l'hiver, de nombreuses affections catarrhales ou rhmatismales peuvent en être aussi la suite : au contraire, quand elles sont supportées dans des climats chauds, ou pendant les ardeurs de l'été, elles occasionnent des affections gastriques aiguës et d'autres maladies inflammatoires. Mais ces mêmes marches forcées sont toujours d'autant plus nuisibles à la santé des chevaux, qu'elles succèdent plus immédiatement à un repos plus long-temps continué, et que les chevaux sont par conséquent moins accoutumés à de grandes fatigues journalières. Enfin on remarque souvent que l'excès de ces fatigues outrées produit un si funeste effet sur la santé de certains chevaux, et sur-tout sur les plus jeunes de ces animaux, que l'atteinte grave portée par lui aux sources de la vie est bientôt suivie, d'abord d'un état de langueur, qui les conduit ensuite au marasme, et qui met enfin un terme prématuré, plus ou moins prochain, à la vie de ces chevaux.

Les marches en présence de l'ennemi, soit en avant, soit en retraite, n'ont rien de régulier. Si l'ennemi qui se retire est en force, il le fait avec ordre et en défendant chaque position qui en est susceptible : alors la marche de la cavalerie qui le suit est souvent lente et peu fatigante. Mais quand l'ennemi est faible, ou s'il se retire en désordre, la cavalerie le poursuit plus vivement. Cependant, ce qui dans ces différens cas fatigue le plus les chevaux, c'est que très-fréquemment la marche a lieu au milieu des champs, hors des chemins frayés, et au travers de terres mouvantes, glissantes, pierreuses ou nouvellement labourées.

Mais si, après une défaite, on est soi-même obligé à se battre en retraite, alors la cavalerie d'arrière-garde, toujours engagée pour réprimer ou repousser les efforts de l'ennemi, toujours harcelée, constamment poursuivie, sans cesse attaquée par de nouvelles troupes fraîches, est encore obligée, plus que dans aucune autre circonstance, à tirer tout le parti possible de ses chevaux. Aussi quand la retraite est longue et difficile, tôt ou tard, accablés par les plus excessives fatigues, par la privation du repos et d'une nourriture suffisante, ils tombent malades, ou périssent victimes des impérieuses et trop pénibles circonstances dans lesquelles ils ont le malheur de se trouver placés.

Nourriture.

La nourriture ordinaire de nos chevaux leur est toujours conservée pendant les campagnes de guerre, autant toutefois que les ressources agricoles du pays rendent la chose possible. Mais quand une grande réunion de troupes, en les consommant promptement, a fait disparaître tous les fourrages de cette nature, comme dans les contrées où l'on ne cultive ni foin ni avoine, alors on est obligé de faire usage pour la nourriture des chevaux, soit des substances alimentaires destinées à ceux de ces pays, soit enfin, et dans des cas encore bien plus fâcheux, de tous les genres d'alimens que l'on peut se procurer, ou auxquels une pénurie plus ou moins grande ne force que trop souvent d'avoir recours. Dans ce dernier cas, la position de la cavalerie placée aux avant-postes est quelquefois si critique, qu'on l'a vue, dans plusieurs circonstances, après avoir pendant l'hiver consommé toutes les ressources que les pays occupés par elle offraient pour la nourriture des chevaux, être dans la nécessité de nourrir les siens avec l'herbe verte, depuis l'instant où les végétaux les plus précoces commençaient à pousser, et consommer ainsi à l'avance toute la récolte de l'année; car lorsqu'elle en était réduite à de telles extrémités, ce n'était jamais que quand les chevaux n'avaient déjà plus depuis long-temps pour toute nourriture que la paille des toits, ou enfin que d'autres pailles peut-être non moins mauvaises, puisqu'elles avaient servi un temps plus ou moins long à coucher un grand nombre de soldats. Aussi, n'est-il pas nécessaire de dire, ni dans quel état étaient alors les chevaux, ni quelles graves maladies attaquaient une partie de ceux qui, résistant aux effets dangereux d'une telle situation, n'en devenaient pas immédiatement les victimes.

Logemens.

Toutes les fois que la proximité de l'ennemi, la sûreté des troupes, la nature de leur service et la disposition du pays ne s'y opposent pas, les régimens sont, pour la conservation même de leurs chevaux, logés dans des cantonnemens plus ou moins avantageux, et par conséquent ils sont répartis dans les villages, où ils occupent tous les lieux qui peuvent offrir un abri à ces animaux. Dans d'autres circonstances encore plus tranquilles, pendant les suspensions d'armes, après la paix, ou quand des corps d'armée d'observation occupent une contrée éloignée du théâtre des opérations actives de la guerre, les troupes de cavalerie sont également cantonnées , mais alors on a soin de leur choisir les lieux qui leur offriront le plus de ressources , tant pour les logemens que pour la nourriture des chevaux. Mais presque toujours, quand la cavalerie fait le service des avant-postes , comme pendant les grands rassemblemens des troupes , soit aux approches d'une bataille, soit dans une marche sur l'ennemi, soit enfin pendant une longue retraite, les régimens sont obligés de bivouaquer , quelles que soient d'ailleurs la saison et la rigueur du temps ; et alors leurs chevaux, souvent harassés par les fatigues d'une bataille, augmentées par les marches et les combats partiels de la journée, et qui manquent quelquefois de nourriture, ont encore à endurer, au grand préjudice de leur santé, toutes les intempéries de l'atmosphère, auxquelles

ils sont sans cesse et directement exposés.

Service.

Règle générale, la cavalerie légère ,
qui est si communément aux avant-postes et au bivouac, toujours chargée des
découvertes , des reconnaissances , des
avant-gardes, des arrière-gardes , et du
service des corps de partisans, est aussi,
et par la nature même d'un tel service ,
bien plus exposée aux privations, aux
fatigues outrées, comme à toutes les autres causes , sans cesse renouvelées, des
plus graves maladies , que la grosse cavalerie. Celle-ci, appelée par le but de
son institution à faire bien plus fréquemment partie des corps de réserve, de-
meure, au contraire, pendant les opérations les moins importantes de la campagne, dans de bons cantonnemens, où elle
jouit du plus salutaire repos, et où elle
trouve pour ses chevaux la nourriture
qui leur est nécessaire.

Après les chevaux de la cavalerie légère, ceux qui souffrent le plus aux armées, ce sont les chevaux de trait de l'artillerie et des équipages militaires. Obligés de traîner lentement des charges pesantes, tantôt sur des routes en très-mauvais état, coupées d'ornières, défoncées par le passage de l'artillerie, ou, dans l'hiver, couvertes de verglas ; et tantôt dans des chemins qui ne sont ni encaissés, ni pavés, ou au travers des terres labourées, des prairies, des montagnes et des bois ; ces chevaux, souvent épuisés par des travaux aussi excessifs, manquant quelquefois des alimens dont ils auraient un si grand besoin pour réparer et soutenir leurs forces, sont encore très-souvent, et sur-tout dans les passages difficiles des mauvais chemins, maltraités avec beaucoup de brutalité par ceux qui les conduisent. Aussi est-on moins étonné des pertes fréquentes de ceux qui succombent dans des travaux aussi fatigans que surpris de voir l'énergie avec laquelle un assez grand nombre de ces chevaux supportent cette funeste réunion de causes, toutes si puissantes, et de maladies et de destruction.

Enfin, la position de la cavalerie pendant les siéges (et sur-tout quand elle est renfermée dans les places de guerre), est aussi très-fâcheuse, tant sous le rapport des fatigues outrées qui en sont inséparables, que sous celui des privations plus ou moins grandes des alimens les plus indispensables, et qui ne sont que trop ordinaires dans de telles circonstances.

Batailles.

Mais quoi qu'il en soit, c'est sur-tout au moment d'une affaire que les chevaux de toutes les armes, outre la mort et les blessures qu'ils peuvent y recevoir, se trouvent encore exposés aux causes les plus faites, tant pour altérer leur santé que pour avancer leur destruction.

De toutes les batailles, celles qui fatiguent le plus les chevaux, ce sont ordinairement les combats de cavalerie, nonseulement par la rapidité des allures que l'on est souvent forcé de prendre, et par la fréquence des charges à faire et à éviter, mais encore par la longueur des distances qu'il faut alors parcourir quelquefois, soit pour atteindre, soit pour poursuivre l'ennemi, soit aussi pour lui échapper au travers des champs, des marais, des montagnes, quand on est obligé d'effectuer une longue et difficile retraite, ou de couvrir le secret de sa marche par de longs et pénibles détours.

D'ailleurs, dans un combat, comme dans une bataille générale, nulle considération ne peut porter à ménager les chevaux : c'est alors, au contraire, que l'on doit en tirer tout le parti possible. Cependant les marches au travers des terres labourées ; le passage d'une position à une autre, souvent à l'allure la plus rapide ; les mouvemens sans cesse répétés pour faire face à l'ennemi ; les charges, les mêlées, le désordre des mouvemens rétrogrades, les rapides mouvemens de retraite, souvent indispensables pour se rallier, la résistance au choc et aux efforts de l'ennemi, etc., etc., augmentent sans cesse les fatigues d'une telle journée, qui ne sont souvent que les préludes de fatigues encore bien plus grandes à supporter pendant la nuit et dans les journées suivantes, et sur-tout quand l'armée dont on fait partie effectue en désordre une dangereuse retraite, qui vient encore mettre le comble aux fatigues excessives d'un jour de bataille. C'est alors que les chevaux, accablés par d'aussi pénibles travaux, succombent fréquemment sous la réunion d'aussi funestes circonstances, et périssent souvent, dans ces cas, autant de lassitude et d'épuisement que de faiblesse et quelquefois même d'inanition.

Si à ce tableau, qui n'a rien d'exagéré, on ajoute encore que les chevaux blessés marchent alors d'autant plus difficilement qu'ils souffrent davantage, que d'ailleurs les douleurs qu'ils éprouvent contribuent encore à épuiser leurs forces, et que souvent on ne peut extraire les balles et les autres corps étrangers qu'ils conservent dans leurs blessures, ni panser celles-ci que plusieurs jours après la bataille où ils les ont reçues, on aura alors une idée, sans doute très-inexacte encore, de la position souvent très-dangereuse dans laquelle les chevaux peuvent se trouver quelquefois, et sur-tout à la suite des grandes batailles.

DEUXIÈME SECTION.

DES CHEVAUX DE TROUPE MALADES AUX ARMÉES.

Danger de leur état.

Quand les chevaux deviennent malades ou sont blessés aux armées, leur situation est souvent des plus déplorables ; car il est rare que les circonstances dans lesquelles on se trouve permettent de leur accorder le repos, les secours et tous les soins que leur état exige. Alors, les plus simples blessures, les claudications qui auraient été les moins dangereuses, s'aggravent par les fatigues, ainsi que par les effets des causes nuisibles de tous genres qui agissent sur ces malheureux animaux. La chaleur ou le froid, l'exposition à toutes les autres intempéries de l'atmosphère, exaspèrent, ou peuvent même faire promptement passer à l'état adynamique les blessures et les maladies les plus légères, et même quelquefois d'une manière d'autant plus inévitable, que le mauvais état antérieur des malades, ainsi que les mauvaises nourritures dont ils ont fait usage, ou les privations et les fatigues qu'ils ont éprouvées, peuvent encore favoriser toutes les fâcheuses terminaisons dont leurs affections morbides sont susceptibles et auxquelles alors ils ne tardent guère à succomber. Enfin, ce qui rend plus dangereux encore l'état déjà si critique de ces chevaux malades, c'est, d'une part, la nécessité où l'on est souvent de les traîner ainsi à la suite des troupes, dans tous leurs mouvemens, et de l'autre le manque trop fréquent, ou des nourritures qui pourraient les soutenir, ou des moyens de traitement par lesquels on pourrait espérer de guérir leurs maladies, lesquelles, n'étant pas combattues par des moyens convenables, ont alors fréquemment des suites funestes.

Cependant quelquefois, les chevaux indisponibles pour cause de maladies ou de blessures, toujours embarrassans devant l'ennemi et dans les marches rapides, sont envoyés, quand on le peut, tantôt dans les petits dépôts, et tantôt aussi dans les grands dépôts lorsque leur formation n'est pas impossible, ou quand il s'en trouve à la proximité des corps.

Petits Dépôts.

Les petits dépôts consistent ordinairement en de simples détachemens, qui ne se composent quelquefois que de la réunion des chevaux malades d'un même régiment, mais qui résultent aussi d'autres fois de la réunion des chevaux indisponibles, soit d'une brigade, soit d'une division de cavalerie ; et ces dépôts, placés à une plus ou moins grande distance sur les derrières de l'armée, s'établissent dans des villages ou dans des villes, afin de traiter et de rétablir les chevaux qui y sont envoyés.

De tels dépôts offrent sur-tout l'avantage d'être ordinairement tenus plus à la proximité des corps, ce qui permet à ceux-ci d'y envoyer les chevaux à mesure qu'ils se trouvent dans le cas de cesser leur service pour cause de maladie. Ils peuvent être mis en mouvement sur les seuls ordres des chefs des régimens auxquels ils appartiennent. On peut d'ailleurs en établir autant que le nombre des chevaux malades ou blessés peut l'exiger, et aussi souvent que les besoins du service, la vitesse des marches et d'autres causes, le rendent nécessaire. Mais, 1°. la fréquence des mouvemens qu'ils ont à faire pour se tenir à la portée de l'armée; 2°. l'embarras qu'ils peuvent causer dans une retraite précipitée; 3°. la difficulté de se procurer des vivres et des fourrages à une faible distance des lignes militaires; 4°. enfin, l'impossibilité d'y trouver les moyens de traitement nécessaires, sont les principaux inconvéniens que présentent communément les petits dépôts, dont la formation est très-souvent, en outre, ou dangereuse, ou même impossible, dans tous les cas où la campagne, sur les derrières de l'armée, est occupée par des partisans, qui pourraient les attaquer, les disperser ou les enlever.

Grands Dépôts.

Quand, quelque temps après l'ouverture d'une campagne, à la suite de marches forcées, ou après de nombreux combats, il se trouve dans une armée un nombre considérable de chevaux indisponibles, incapables de suivre la marche des troupes, et qui, abandonnés sans ordre aux seuls soins de leurs propres cavaliers, périraient sans traitement; ou bien enfin quand, dans une certaine étendue de pays déjà parcourue par les troupes qui se portent en avant, on a été obligé de laisser beaucoup de petits dépôts isolés : dans ces deux cas, le soin même de la conservation des chevaux exige l'établissement d'un lieu de réunion générale, où ils puissent recevoir les soins appropriés à leur état. Ces grandes réunions de chevaux malades ou blessés, formées par les ordres des généraux, constituent ce que l'on nomme les grands dépôts.

Souvent le grand nombre de chevaux malades réunis dans ces dépôts généraux y cause un encombrement non-seulement défavorable au service de santé, mais qui peut encore avoir pour résultats des retards très-préjudiciables dans leur guérison ; une consommation si grande de fourrages , qu'il est souvent très-difficile d'y pourvoir dans des pays ruinés par le passage ou le séjour des armées ; enfin le développement de maladies contagieuses, produites par l'infection, au milieu d'un si grand rassemblement d'animaux, tous affectés de maladies plus ou moins graves.

Un autre inconvénient fâcheux et souvent inévitable dans les grands dépôts par le manque d'un local convenable à leur établissement, c'est la nécessité de tenir réunis dans une même écurie des chevaux sains ou nouvellement guéris avec des chevaux blessés ou attaqués de diverses maladies.

Mais enfin, et indépendamment des

inconvéniens déjà très - graves que je viens de signaler, on peut encore leur reprocher ordinairement de n'être pas aussi rapprochés des armées que cela serait nécessaire, pour y envoyer facilement ou en recevoir promptement les détachemens de chevaux ; de n'être que rarement organisés de manière à bien remplir le but de leur établissement ; de manquer souvent du nombre nécessaire de vétérinaires pour y assurer le service de santé des chevaux, etc., etc.

Service dans les grands Dépôts.

Lorsque, dans un grand dépôt favorablement établi, il se trouve un grand nombre de chevaux, la nature même du service, la nécessité de chercher tous les moyens d'en assurer, d'en faciliter l'exécution, et enfin l'urgence de s'y conformer aux grandes mesures hygiéniques générales, exigent que les chevaux, classés par genres de maladie, soient placés dans des écuries différentes où l'on n'admette que ceux qui sont attaqués des mêmes affections morbides, s'accompagnant de caractères semblables. Ainsi donc, l'usage que j'ai vu être suivi dans plusieurs grands dépôts de ne jamais séparer les chevaux d'un même régiment, quelles que soient les maladies dont ils pouvaient être atteints, à moins toutefois qu'ils ne fussent attaqués de gale, de morve ou de farcin, est essentiellement contraire au bien du service et aux préceptes de l'hygiène, qu'il est si important de suivre exactement dans ces grandes réunions de chevaux, tant pour contribuer à la guérison de ceux qui sont malades, que pour assurer la conservation de ceux de ces animaux qui se trouvent déjà rétablis.

Maladies les plus fréquentes aux armées.

Les maladies les plus communes aux armées, et par conséquent les plus fréquemment observées dans les dépôts généraux sont, dans les cas ordinaires, les blessures d'armes à feu et celles d'armes blanches; les maux de pied, les claudications de tous les genres, plusieurs sortes de luxations, les blessures de la selle et des autres parties du harnois, les affections catarrhales chroniques, les maladies des organes de la respiration, les affections gastriques, les diarrhées chroniques, la fourbure ancienne, les maladies psoriques et pédiculaires, les maladies vermineuses, les affections farcineuses, la pousse, la phthisie, le marasme et la fièvre hectique; enfin la morve : on y observe également beaucoup de chevaux languissans et malingres, et d'autres dont la convalescence est longue, pénible et orageuse. Ces maladies, que je n'ai pu que dénommer très-succinctement, sont tantôt simples et tantôt compliquées; rarement elles sont récentes, presque toujours, au contraire, elles sont anciennes, chroniques, invétérées; enfin elles existent quelquefois sans aucun caractère alarmant, mais

21.

d'autres fois elles affectent les dangereuses terminaisons adynamiques, ataxi-
ques ou cancéreuses. Or, on doit sentir
combien il est nécessaire d'établir dans
un dépôt général un ordre de classe-
ment raisonné entre ces différentes maladies, pour séparer celles qui pourraient
s'aggraver réciproquement, et pour ne
réunir dans une même écurie que des
chevaux attaqués d'affections du même
genre; ce qui a non-seulement l'avantage
de faciliter le service des vétérinaires,
mais encore celui de prévenir les pertes
en chevaux, qui ne seraient que trop
sûrement le résultat d'une disposition
opposée, puisqu'elle serait aussi funeste
au bon ordre et à l'exécution du service, que contraire au rétablissement et
à la conservation des chevaux.

*Comment devrait être organisé le Service
des grands dépôts.*

Mais s'il est important que les chevaux soient séparés par genres de mala-

dies, il ne serait pas moins avantageux, s'il se trouvait pour cela assez de vétérinaires au dépôt général, que chacun d'eux fût toujours chargé exclusivement du traitement d'une seule et même classe de ces maladies, en assignant à chacun la partie qui conviendrait le mieux à ses talens particuliers, et en réservant au vétérinaire en chef la direction et la surveillance du service général, le soin d'en régler, d'en prescrire toutes les parties et d'en assurer l'exécution, comme de veiller à l'emploi des grandes mesures hygiéniques ; et, enfin, en lui laissant aussi la tenue des registres ainsi que le soin de tout ce qui, dans le service général des vétérinaires, est relatif et à la comptabilité et aux rapports à faire aux chefs sous les ordres desquels ces dépôts sont placés.

C'est sur-tout pour cela qu'il paraîtrait utile quand une armée se mettrait en campagne, que l'on attachât à son quartier-général des vétérinaires qui, avec une organisation particulière, seraient destinés à faire le service des grands dépôts, comme les chirurgiens des ambulances font le service des hôpitaux temporaires : car, jusqu'actuellement, le service de ces dépôts, qui n'est jamais prévu dans les besoins ordinaires d'une armée, est trop communément établi à la hâte et à l'instant même où les cas le commandent, et l'on n'y attache que quelques vétérinaires pris dans les corps, lesquels manquent alors à leurs régimens, où leur présence serait si nécessaire : en sorte que leur nombre au dépôt est souvent insuffisant, et que le service de santé des chevaux, loin d'être proportionné aux vrais besoins de l'armée, souffre des deux côtés, et dans ces dépôts et dans les corps de cavalerie; faute grave, dont on doit sentir toutes les conséquences, et qui devient, dans chaque campagne, la cause de la perte d'un très-grand nombre de chevaux.

SIXIÈME PARTIE.

DU CHEVAL DE TROUPE AU TERME DE SA CARRIÈRE MILITAIRE.

—

PREMIÈRE SECTION.

DES CHEVAUX CONSIDÉRÉS A L'ÉPOQUE DE LEUR VIE OU ILS ONT ÉPROUVÉ LES EFFETS DES CAUSES DE DESTRUCTION QUI SONT PROPRES AU SERVICE MILITAIRE.

État des Chevaux après la guerre.

Quand après la paix ou pendant une longue suspension d'armes, les régimens rentrent enfin dans de bons cantonnemens, les chevaux maigres, exténués de fatigue et souvent couverts de blessures, voient encore une fois à la vie si pénible des campagnes militaires succéder pour

eux, et souvent tout-à-coup, un long repos dans de bonnes écuries, et un régime de vie aussi réglé qu'il paraîtrait
devoir être salutaire. Ensuite les chevaux
recouvrent leurs forces ainsi que leur embonpoint, et l'on s'attendrait à leur voir
puiser dans ce bien-être nouveau une
santé aussi satisfaisante que durable ;
mais malheureusement il est loin d'en
être toujours ainsi, et l'expérience ne
prouve que trop, au contraire, que c'est
précisément dans ce temps qu'un plus
grand nombre de ces animaux se montrent
ordinairement affectés des maladies les
plus graves, quand à cette agitation qui,
durant les opérations actives de la guerre,
entretient en eux un développement extraordinaire de toutes les actions vitales,
succède, pendant le repos des cantonnemens, cet état d'abattement et de langueur produit par l'épuisement et la fatigue de l'organisme. Aussi, est-ce sur-
tout dans ces cas, quoique, considérés
dans toutes les autres circonstances de la

vie militaire, les chevaux de troupes en soient rarement exempts, que l'on voit, en effet, la phthisie pulmonaire, la morve, le farcin, etc., non-seulement se déclarer avec la plus grande fréquence, mais encore exercer les plus grands ravages parmi ces chevaux. Enfin, c'est également alors que beaucoup de maladies inflammatoires, ordinairement très-violentes, les attaquent aussi, plus communément même que pendant la vie si active des troupes devant l'ennemi; quand, exposés à une foule de causes nuisibles, ils pourraient cependant se montrer immédiatement attaqués d'affections morbides non moins fréquentes que dangereuses.

Une grande quantité de chevaux succombent donc après les campagnes, mais seulement quand on devrait s'y attendre le moins, c'est-à-dire quand ils commencent à se rétablir; les autres se remettent plus ou moins facilement. Cependant, parmi ceux qui ont pu résister aux causes de destruction auxquelles ils sont exposés pendant la guerre, on remarque que les uns ont reçu, dans quelques parties de leur organisme, des atteintes ou graves et apparentes, ou plus légères et cachées dans leurs principes; et ils peuvent, dans ces cas, ou demeurer toujours, soit malades, soit valétudinaires, ou enfin montrer encore, pendant un temps indéterminé, un état de santé en apparence assez satisfaisant, et qui en impose alors sur l'état intérieur de l'animal; tandis que les autres, complétement rétablis, non-seulement montrent une santé parfaite, mais encore peuvent jouir d'une existence tout aussi longue, tout aussi exempte de maladies, que ceux qui n'ont jamais supporté, ni aucune privation, ni aucune fatigue outrée.

Maladies qui les attaquent.

Ainsi donc beaucoup de chevaux de troupe, après avoir fait pendant quelque temps la guerre, ont contracté, sous l'empire des causes puissantes de maladies, si fréquentes en campagne, des dispositions aux plus funestes affections morbides, dont ils portent alors les principes cachés dans leur organisme, pour les voir, par la suite, se développer plus ou moins inévitablement sous l'influence d'une nouvelle cause capable d'en accélérer et la manifestation et la marche; et c'est véritablement ainsi que ces chevaux deviennent plus que tous les autres exposés à se voir attaqués d'affections chroniques des viscères de la poitrine, ou des organes digestifs et autres, et par conséquent de catarrhes chroniques, de pousse, de phthisie ou de morve, de farcin, de marasme, de fièvre hectique, etc., etc. : aussi, quand ils viennent à succomber par les effets inévitables de ces funestes maladies, toujours incurables dans ces cas, on découvre constamment, à leur ouverture, le principe de ces diverses affections dans les anciennes traces de lésions, laissées dans les organes malades par les maladies éprouvées par ces animaux bien antérieurement à l'époque de leur mort.

Ces maladies sont les mêmes que dans les autres temps.

Il résulte de là que les maladies dont périssent le plus communément les chevaux après qu'ils ont vécu long-temps dans les armées, se trouvent être précisément les mêmes qui, dans toutes les autres situations propres à l'état militaire, viennent aussi le plus fréquemment mettre un terme prématuré à la vie des chevaux, dont elles se trouvent par là être en même temps et les plus ordinaires et les plus dangereuses affections : en sorte qu'elles attaquent bien plus souvent les chevaux de troupe que tous les autres. Et comme l'on ne doit chercher les causes d'une telle différence que dans les choses qui sont particulières à l'état militaire, il semblerait, qu'indépendamment des causes ci-dessus, celles qui suivent doivent avoir, et surtout par la puissante influence de leurs diverses actions réunies, une grande part dans la plus grande fréquence de ces maladies.

Causes de leur fréquence dans les troupes.

1". Le mauvais choix des chevaux, qui fait admettre dans les remontes des sujets d'une constitution faible, d'une conformation vicieuse, d'une mauvaise santé, manquant des qualités nécessaires à l'arme pour laquelle on les destine, ou ayant des dispositions, soit constitutionnelles, soit héréditaires, aux maladies qui nous occupent.

2°. La castration, qui, en diminuant l'énergie vitale, rend beaucoup plus grande la chance des affections chroniques, favorise la prédominance du système lymphatique, et produit la prédisposition aux maladies de ce même système et des tissus qui en dépendent.

3º. L'admission dans les remontes de chevaux trop jeunes, non encore développés, qui quittent beaucoup trop tôt les pâturages et les autres habitudes de vie de leurs premières années, ainsi que les autres conditions propres à favoriser leur accroissement et leur dentition.

4º. L'usage prématuré et trop constant de la nourriture sèche ; celui surtout de l'avoine et du foin, alimens trop excitans pour les jeunes animaux, qui deviennent pour eux, à leur arrivée dans les corps, une source constante de fréquentes irritations, tant des membranes muqueuses, que des organes digestifs, pulmonaires, etc.

5º. La nécessité, dans l'état militaire, quand les chevaux se montrent peu propres au service auquel ils sont appliqués, de leur faire néanmoins continuer ce même service jusqu'à usure complète, ou jusqu'à leur mort, laquelle est précédée alors de maladies, d'abord aiguës, mais qui, souvent répétées, et tôt ou tard passant à un état chronique, causent fréquemment enfin l'une des affections dont il est ici question.

6°. L'impossibilité, quand des chevaux, pour une cause quelconque ou à la suite d'une maladie, deviennent moins aptes qu'auparavant au service spécial auquel ils étaient propres, de les soustraire aux effets que la continuation forcée de ce service doit alors produire sur eux.

7°. Le service particulier de quelques corps, celui de certaines situations militaires, et quelques exercices de la cavalerie, dans lesquels les chevaux travaillant souvent au trot, et même assez fréquemment au galop, les organes de la respiration souffrent, s'affectent et se fatiguent beaucoup ; ce qui devient la source d'une foule d'irritations souvent répétées de ces parties, où prennent naissance, à leur tour, les maladies qui nous occupent.

8°. L'insalubrité trop fréquente des habitations ; car le séjour des écuries malsaines a sur les chevaux de troupe une influence d'autant plus grande, qu'en garnison, ils y passent non-seulement la nuit, mais encore les trois quarts de la journée.

9°. La vie si tranquille des chevaux en garnison favorise les affections du système lymphatique, parce que, dans le repos trop prolongé, la circulation des vaisseaux capillaires languit, ainsi que les sécrétions et les excrétions, qui sont, au contraire, si puissamment excitées par l'exercice.

10°. Les mauvaises nourritures dont les chevaux de troupe font constamment usage ; car, sans parler des pailles rouillées, versées, etc., des avoines javelées, moisies, échauffées, etc., des foins poudreux, rouillés, terreux, passés, moisis, mal récoltés, etc., dont on ne réussit que trop souvent à leur faire consommer de grandes quantités ; l'admission dans la ration ordinaire d'un tiers de foin de la troisième qualité du commerce, qui ne contient jamais que de mauvaises plantes, oblige les chevaux à manger sans cesse des alimens qui sont contraires à leur conservation.

11°. La réunion et la cohabitation d'un grand nombre d'animaux dans un local limité et clos, où ils respirent un air chaud, chargé de vapeurs animales et végétales, choses qui ont une influence si fâcheuse sur la production et sur la nature, comme sur la marche de leurs maladies.

12°. Enfin, la fréquence des maladies inflammatoires dans les chevaux de troupe, maladies dont les récidives, le passage à l'état chronique, ou la prolongation indéterminée donnent si souvent naissance, tantôt à la morve, à la pousse ou à la phthisie pulmonaire, et tantôt au farcin ou à un état cachectique général, et enfin au marasme ainsi qu'à la fièvre hectique, qui sont les derniers termes de toutes les affections aiguës souvent renouvelées.

Moyens d'en diminuer la fréquence.

On diminuerait donc sans doute la fréquence de ces maladies, en n'appliquant au service que des chevaux âgés de cinq ans au moins; en n'admettant dans les corps que des chevaux bien choisis et propres à l'arme; en soumettant, plus fréquemment qu'on ne le fait, à l'usage des nourritures blanches et farineuses les chevaux qui, tout nouvellement retirés des pâturages, ont de la peine à s'accoutumer tout-à-coup à la nourriture sèche et aux effets excitans de l'avoine et du foin; en réformant, aussitôt qu'ils sont connus, les chevaux inaptes au service, ou en les faisant changer d'arme quand ils ne conviennent pas à celle à laquelle ils sont appliqués; en agissant de même pour les chevaux qui, après avoir été, dans le principe, très-aptes au service du corps auquel ils appartiennent, ont cessé d'y être propres par les effets et à la suite de quelque maladie; en corrigeant, autant que possible, ce que les écuries peuvent avoir de malsain, dans chaque caserne de cavalerie; en fournissant aux chevaux de meilleurs alimens; en traitant convenablement et à temps, pour les guérir complétement, les maladies aiguës, etc. : car les autres causes qui, parmi celles que j'ai citées, contribuent dans les troupes à augmenter la fréquence des maladies dont nous parlons, seraient beaucoup plus difficiles à modifier de manière à rendre les circonstances dont elles dépendent, plus convenables à l'entretien de la santé et à la conservation de la vie des chevaux qui sont placés sous leur influence.

Fin de la Carrière des chevaux de troupe.

Enfin, les chevaux terminent ordinairement leur carrière militaire de quatre manières différentes, 1°. quand ils sont pris ou tués par l'ennemi; 2°. par une mort spontanée; 3°. par abattage; 4°. enfin par la réforme.

J'ai déjà fait connaître à quelle multitude de causes de destruction les chevaux de troupe sont presque constamment en but; j'ai indiqué de même les fréquentes et dangereuses maladies auxquelles ils sont exposés dans les différentes positions de la vie militaire : aussi, après les détails dans lesquels je suis entré à ce sujet, on ne sera plus étonné, sans doute, quand je dirai que, règle générale, les chevaux de troupe terminent beaucoup plus communément une vie si opposée à toutes les règles de l'hygiène par une mort prématurée, que les chevaux qui ont été plus ménagés, mieux nourris, mieux logés, et soumis toujours à une manière de vivre et plus réglée et en même temps beaucoup plus salutaire.

Dans des circonstances ordinaires, on ne fait abattre que, 1°. les chevaux attaqués d'une morve bien caractérisée;

2°. ceux qui sont attaqués d'un farcin incurable ; 3°. enfin les chevaux qui, étant atteints de maladies, de blessures ou de claudications incurables, ne sont plus propres à aucune espèce de service, même dans l'état civil. Dans les deux premiers cas, pour faire opérer l'abattage des chevaux, le vétérinaire rend compte de leur état à ses chefs, et il reçoit ordinairement alors l'ordre de les faire abattre immédiatement. Quand il s'agit, au contraire, de maladies ou d'accidens qui, devenus incurables, laissent les chevaux impropres à toute espèce de travail, ce n'est que d'après les ordres du général inspecteur d'arme, qui, dans sa revue, prononce sur le sort de ces chevaux, qu'ils peuvent être abattus : en sorte que ces animaux, vraiment inutiles alors, souvent embarrassans et toujours coûteux, sont encore dans cet état conservés quelquefois pendant plusieurs mois dans les infirmeries. Mais en temps de guerre, quand on est en présence de l'enenmi, ou plus ou moins éloigné des grands dépôts, ou bien encore pendant les fortes marches, on se trouve souvent obligé de faire abattre des chevaux blessés, ou boiteux, ou malades, qui auraient pu être guéris dans de toutes autres circonstances, mais qui, dans les cas dont il s'agit, ne pourraient pas suivre les mouvemens rapides de leurs régimens.

DEUXIÈME SECTION.

DES RÉFORMES.

Tous les chevaux devenus impropres au service ne sont plus qu'à charge, tant pour le Gouvernement que pour les corps, ils doivent donc être réformés le plus tôt possible.

On réforme les chevaux de troupe dans deux cas différens: ou bien quand, après avoir rendu de longs services, ils cessent d'être propres aux travaux militaires ; ou bien, plus prématurément, pour de grands défauts ou pour des maux graves devenus incurables ; et, dans ce derniers cas, il arrive quelquefois que les chevaux réformés n'ont jamais rendu aucun service, ou n'ont été utiles que pendant bien peu de temps.

Causes de Réforme.

Quand, après avoir rendu de longs et bons services, les chevaux des différentes armes viennent à être réformés, les motifs qui les font exclure alors de l'état militaire ont ordinairement leur cause dans la longue durée des travaux qu'ils ont supportés, et par conséquent dans le bon parti que l'on a tiré de ces chevaux : aussi, ne les réforme-t-on le plus communément que pour l'un des cas suivans : 1°. vieillesse extrême, ou état de caducité, qui entraîne un affaiblissement général plus ou moins marqué; 2°. santé fortement altérée, soit par les fatigues de la guerre, soit par les effets de plusieurs maladies; 3°. usure complète des membres, ou perte totale des aplombs par une cause quelconque; 4°. cécité, 5°. claudications anciennes devenues incurables et habituelles; 6°. pousse outrée, c'est-à-dire, avec une dyspnée plus ou moins prononcée; 7°. phthisie pulmonaire bien caractérisée, et tous les autres cas du même genre; 8°. marasme très-avancé; 9°. enfin toutes les maladies et tous les maux devenus incurables, et qui rendent les chevaux impropres à toute espèce de service.

Mais les cas de réforme pour les chevaux qui, n'étant admis dans les corps que depuis un certain temps, n'ont pas rendu autant de services que l'on était en droit d'en attendre d'eux, prennent ordinairement leur origine dans le mauvais choix de ces chevaux, dans leur application à un genre de service auquel ils étaient peu propres, dans quelques vices cachés, dans des qualités négatives, ou dans certaines maladies dont ils por-

.tnient, souvent dès le moment de leur réception, la prédisposition la plus marquée, soit dans leur constitution particulière, soit dans quelques vices spéciaux de conformation ; en sorte que les cas de réforme les plus ordinaires pour ces sortes de chevaux sont ceux qui suivent : 1°. la ruine prématurée, ou de la santé, ou des membres ; 2°. une conformation tellement vicieuse, qu'elle s'oppose à ce que les chevaux puissent rendre les services militaires auxquels ils sont destinés ; 3°. une très-faible santé, dépendante, ou d'une constitution habituellement maladive, ou d'une conformation défectueuse ; 4°. certaines affections, certains défauts, quelquefois plus ou moins cachés et plus ou moins graves, qui avaient échappé à l'examen des personnes chargées des remontes, tels que des hernies, de très-mauvais pieds, quelques ulcères ou fistules anciennes, du garrot, des articulations, des cavités splanchniques, etc.; 5°. des affections plus ou moins graves des articulations, comme ankyloses, tumeurs blanches, etc.; 6°. certains vices intérieurs qui rendent les chevaux dangereux ou impropres au service, comme le sont souvent les chevaux ombrageux, rétifs, emportés, ou méchans, tant pour les hommes que pour les autres chevaux; 7°. un excès d'ardeur qui prend sa source dans une poitrine faible, dans un tempérament, ou irascible, ou trop nerveux, et duquel dépend une débilité ou une délicatesse tellement prononcée, que les chevaux en qui on l'observe sont toujours complétement impropres non - seulement au service militaire, mais encore à la moindre fatigue, etc.

Quand elle se fait.

Hors quelques cas particuliers, les réformes n'ont lieu pour l'ordinaire qu'une fois chaque année, et à l'époque même de la revue d'inspection. Il en résulte que les chevaux devenus, par ma-

ladies ou par des causes accidentelles,
complétement impropres au service, demeurent quelquefois un certain nombre
de mois dans les corps sans y être de la
moindre utilité, et que dès-lors leur
nourriture coûte beaucoup plus qu'ils ne
pourront être vendus. Cependant, malgré cet inconvénient que l'on peut justement reprocher au trop grand éloignement qui existe entre les époques où
arrivent les réformes, il est à propos
néanmoins qu'elles ne soient pas trop
rapprochées non plus, afin que l'on ait
le temps de s'assurer s'il n'y a pas des
moyens de guérir, ou de rétablir les chevaux qui viennent successivement à se
montrer dans un état tel, qu'on peut les
croire susceptibles alors d'être réformés,
et par conséquent pour ne les désigner
comme étant tout-à-fait incapables de
rendre jamais de bons services que
quand ils ne peuvent plus éprouver aucun changement avantageux, qui vien-
drait, après leur rétablissement, leur

23.

rendre leur aptitude aux travaux militaires.

Vente des Chevaux réformés.

Les chevaux réformés sont ensuite vendus au public, et rentrent ainsi dans le commerce, avec les maladies, les tares, les défauts et les vices qui les ont fait juger impropres au service militaire, ou incapables de le continuer, pour être livrés, suivant leur aptitude particulière, et selon les facultés qu'ils peuvent encore conserver à des travaux plus ou moins différens des exercices auxquels ils ne pouvaient plus être soumis dans les troupes.

Tout cheval qui, étant réformé, se trouve dans un état à ne pouvoir pas être vendu quand la vente en est ordonnée, doit être de suite abattu.

Enfin, les chevaux réformés et qui seraient affectés de maladies contagieuses, mais sur-tout ceux qui sont attaqués de la morve et du farcin, ne peuvent pas être mis en vente ; et nul doute que les corps pourraient être poursuivis judiciairement, s'ils étaient en contravention sur ce point, de semblables faits ne pouvant être régis que par les lois et réglemens de police générale ; mais, dans tous les autres cas, les chevaux vendus par les corps et par mesure de réforme, étant ostensiblement annoncés pour ce qu'ils sont, et devant toujours être supposés dans le cas d'être atteints de vices ou de maladies redhibitoires, il en a résulté un usage qui n'est cependant fondé sur aucune disposition légale, mais par l'effet duquel les corps qui ont vendu ces chevaux ne paraissent pas pouvoir être poursuivis devant les tribunaux en résiliation de la vente, même quand les chevaux seraient atteints d'un vice redhibitoire qui n'aurait pas été connu et annoncé au moment de leur vente ; et cela, sans doute, parce que l'idée d'une réforme emporte avec elle, comme je viens de le dire, celle de la réunion possible de tous les défauts qui peuvent diminuer la valeur apparente d'un cheval, en diminuant et même en annulant en lui toute espèce d'aptitude à un travail quelconque.

SEPTIÈME PARTIE.

DES VÉTÉRINAIRES MILITAIRES.

PREMIÈRE SECTION.

DEVOIRS ET SERVICE DES VÉTÉRINAIRES DANS LES CORPS DE CAVALERIE.

C'EST au milieu de toutes les circonstances si défavorables à la conservation des chevaux, et dont j'ai cité les divers et dangereux effets, que le vétérinaire militaire doit mettre en pratique les connaissances qu'il possède, pour prévenir, éloigner, arrêter et combattre leur nuisible influence ; aussi, quelle étendue de moyens, quelle capacité, quel zèle, quel amour de ses devoirs ne doit-il pas réunir, pour ne laisser échapper aucun des cas nombreux dans lesquels il peut faire éclater l'utilité et toute l'importance de ses soins, comme la prudence et la valeur de ses conseils?.....

On pense généralement que les devoirs des vétérinaires dans les troupes à cheval ne consistent qu'à soigner et à guérir les chevaux malades ou blessés; et le réglement sur le service intérieur de ces corps ne leur prescrit guère que ce devoir, en y ajoutant cependant la surveillance de la ferrure et l'obligation de prévenir, autant que possible, la propagation des maladies contagieuses; mais il est évident que le vétérinaire qui ne s'occuperait que de ces seuls objets serait loin de sentir toute l'utilité dont peut être l'art qu'il exerce, et ne remplirait enfin qu'une très-faible partie de ses véritables devoirs, en négligeant précisément ceux auxquels il doit attacher en effet le plus d'importance, puisqu'ils sont réellement ceux par lesquels il peut se rendre plus utile.

Comme il est prouvé que, règle générale, les pertes causées par des maladies du même genre sont toujours plus multipliées sur les chevaux de troupe que sur tous les autres, on doit donc, dans les corps, plutôt s'attacher à éloigner les causes capables de déterminer des maladies qu'attendre que celles-ci existent pour les combattre ensuite : ainsi donc, *prévenir les maladies de tous les genres, veiller à la conservation des chevaux, et contribuer par tous les moyens possibles à prolonger la durée de leur aptitude au service,* tels doivent être sans doute et les premiers et les plus importans des devoirs des vétérinaires militaires ; mais ces devoirs généraux ne sont pas les seuls que l'usage, fondé sur des préjugés anciennement établis, refuse abusivement de leur reconnaître (1), et que les ré-

____

(1) Quand, avant qu'il existât des Écoles vétérinaires, d'ignorans maréchaux, guidés uniquement par la plus aveugle routine, étaient encore les seuls hommes qui voulaient se char-

glemens militaires aient aussi oublié de leur prescrire. Néanmoins, comme l'expérience a souvent démontré déjà combien, sous les rapports de l'hygiène et de la prophylaxie, les vétérinaires instruits peuvent se rendre utiles dans les corps, ils doivent regarder l'application de ces parties de la médecine comme une obligation à remplir avec d'autant plus d'empressement, d'exactitude et de zèle, que par là ils peuvent contribuer davantage à la conservation des chevaux, et que cependant on a négligé de la leur

---

ger du traitement des chevaux de troupe, sans doute que de tels hommes n'auraient pu contribuer, par des connaissances qu'ils n'avaient pas, à la conservation des chevaux. Mais actuellement que l'on peut faire remplir les places de vétérinaires militaires par des sujets instruits, qui ont puisé dans nos Écoles tous les principes de la médecine des animaux, ne serait-il pas absurde et abusif de continuer à négliger les services que, par leurs conseils, ils peuvent rendre si fréquemment dans les corps?

prescrire. Il est donc, *moralement par-lant,* du devoir des vétérinaires militaires non-seulement de traiter les maladies qui viennent à se déclarer, mais encore, et malgré que ces choses ne leur sont point ordonnées par les réglemens qui concernent leur service : 1°. de provoquer auprès de leurs chefs, et dès-lors d'indiquer et de mettre en pratique toutes les mesures qui peuvent avoir une influence salutaire sur la conservation de la santé, de l'aptitude au service et de la vie des chevaux, comme sur le bon état de ces animaux; 2°. d'éclairer promptement leurs chefs sur l'influence que peuvent avoir les causes de maladies dont on découvre l'existence, mais dont on ne peut espérer d'empêcher entièrement les effets, et, dans ce cas, de chercher encore, au reste, à les affaiblir autant que cela est possible ; 3°. de donner également, et dans tous les cas, sur l'état sanitaire et sur tout ce qui concerne les chevaux les renseignemens,

les avis, les états, les rapports et les notes qui peuvent devenir utiles ou qui
leur seraient demandés; 4°. de tenir des
registres exacts et des notes circonstan-
ciées de toutes les choses qui concernent
le service de santé des chevaux, afin de
pouvoir s'en rendre un compte juste et
satisfaisant quand cela devient nécessaire; 5°. enfin, de chercher à répandre,
autant qu'il dépend d'eux, dans les corps
où ils servent, les connaissances qui peuvent contribuer, d'une part, à détruire
les abus et les préjugés contraires à la
conservation des chevaux, et d'une autre
part à éclairer sur les soins qui conviennent véritablement à ces animaux :
car c'est en effet ainsi que les vétérinaires se rendront, enfin, aussi utiles
qu'ils peuvent le devenir, par l'application des connaissances qu'ils doivent
posséder.

Les vétérinaires doivent assister à tous
les pansages. C'est là que les chevaux
étant réunis, ils peuvent le mieux les

observer, apprendre à les connaître individuellement, obtenir des cavaliers les
renseignemens qui leur deviennent nécessaires ; être avertis par eux des dérangemens qu'ils auraient observés dans
la santé de ces animaux ; enfin, connaître le caractère des hommes auxquels
appartiennent les chevaux, puisqu'il a
souvent beaucoup d'influence sur la conservation de ceux-ci. Il ne suffit donc
pas que les vétérinaires se bornent à se
trouver aux pansages, il faut encore
qu'ils cherchent à y mettre à profit la
nécessité de leur présence, en s'appliquant à connaître l'état général et particulier des chevaux ; en s'assurant de
l'exactitude des soins que l'on doit leur
donner et de leur degré de propreté ; et
en s'attachant à recueillir toutes les particularités hygiéniques, physiologiques
et autres, qui les concernent, pour
mieux indiquer, diriger ou appliquer ensuite les mesures prophylactiques ou curatives qui pourraient devenir utiles.

C'est aussi en suivant quelquefois les chevaux aux abreuvoirs, en visitant les écuries pendant les différens repas et dans leurs intervalles, en assistant parfois aux exercices d'instruction, aux promenades, aux manœuvres, etc., que le vétérinaire militaire reconnaît par lui-même l'influence relative de toutes ces choses sur la conservation des chevaux, et peut s'assurer aussi de l'état plus ou moins parfait de leur santé. Il doit donc se former une sorte d'habitude de ces différens sujets d'observation et regarder ces soins comme faisant partie de ses devoirs les plus essentiels.

Quand il découvre dans un cheval un état de prédisposition à une maladie, il doit prendre, sans délai, toutes les mesures qui peuvent en prévenir le développement; et lorsque la maladie existe déjà, il doit faire conduire le cheval à son infirmerie : là, il l'examine avec soin, et quand le diagnostic de l'affection lui est bien connu, il lui donne tous les secours qui sont indiqués par l'état du malade.

Le service des vétérinaires dans les infirmeries consiste à y classer convenablement les chevaux malades, à prescrire le régime, les soins de propreté, les promenades, toutes les attentions particulières que nécessite leur état; ils doivent observer avec soin la marche de leur maladie; leur faire suivre des traitemens fondés sur les indications qu'elles présentent; observer les effets de ces traitemens, les noter pour leur servir d'objets de comparaison dans le cours de leur pratique; faire à temps toutes les opérations convenables, panser les plaies qui en résultent avec la fréquence et les soins que la nature de ces maux exige, et tout cela de manière non-seulement à assurer, mais encore à accélérer, autant que possible, la guérison et le retour de l'aptitude au service.

Ce sont les vétérinaires qui doivent seuls désigner, 1°. les chevaux qui sont indisponibles pour des causes quelconques ; 2°. ceux que l'on doit soumettre momentanément à un régime particulier ; 3°. ceux qui demandent que l'on observe pour eux quelque mesure spéciale, ou qu'on leur applique quelque soin extraordinaire ; 4°. les chevaux qui, après avoir été quelque temps indisponibles, peuvent reprendre leur service accoutumé ; 5°. enfin, ceux pour lesquels on doit cesser le régime ou les soins particuliers auxquels ils avaient été soumis ; et ils doivent rendre compte à leurs chefs de toutes ces choses aussitôt qu'elles arrivent.

Indépendamment de la surveillance journalière qu'ils exercent sur la santé des chevaux, les vétérinaires doivent, tous les samedis au moins, en passer une visite générale, et même, dans certaines circonstances, ils passent de semblables visites, quand la nature des cas l'exige, aussi souvent que les chefs le jugent convenable.

Ils doivent, tous les jours, au chef du corps un rapport par écrit concernant les chevaux qui sont à l'infirmerie, et dans lequel ils indiquent leurs mutations, le danger plus ou moins imminent de leurs maladies, leurs terminaisons fâcheuses, toutes les observations, toutes les demandes qui se rapportent à leur service, et enfin le résultat des visites qu'ils ont passées.

Il faut donc que les vétérinaires militaires non-seulement connaissent bien tous les chevaux du corps auquel ils sont attachés, mais encore qu'ils n'ignorent rien de ce qui les concerne sous les rapports si importans de leur santé actuelle, des maladies antérieurement éprouvées par eux, de leur aptitude individuelle au service, de leurs qualités, de leurs défauts, de leurs vices, du degré d'usure auquel ils peuvent être parvenus, des maladies dont ils peuvent être menacés, pour l'avenir, par les effets souvent inévitables d'une constitution particulière, d'une conformation vicieuse, etc., d'abord pour être toujours prêts à en rendre un compte exact, comme pour pouvoir leur accorder les soins qui conviennent à leur état; puis, ensuite, pour prévoir à l'avance la nécessité du remplacement successif de ces chevaux aux époques où ils viendront à se montrer impropres au service.

Quand de nouvelles remontes arrivent, ils doivent vérifier les signalemens des chevaux, afin qu'ils soient portés avec toute l'exactitude convenable sur les contrôles annuels du régiment, s'assurer avec attention de l'âge, de la taille, des défauts, des maladies, enfin de l'état particulier de chaque cheval, non-seulement pour en faire part à leurs chefs, mais encore pour accorder à ces chevaux les soins, les ménagemens qui peuvent leur convenir; et, sous ce dernier point de vue, ils ne doivent cesser de les observer avec sollicitude que lorsqu'ils sont complétement habitués au régime de vie et au service des chevaux de troupe.

Long-temps avant la saison du vert, il faut qu'ils observent avec soin l'état des chevaux, pour connaître bien ceux auxquels l'usage de la nourriture verte peut devenir avantageux ; ils en tiennent une liste exacte, en dressent des états quand cela est nécessaire, et les soumettent à l'approbation de leurs chefs ; enfin, celui des vétérinaires qui est chargé de surveiller la santé des chevaux pendant la durée de ce régime doit s'attacher à le diriger de telle sorte que ses effets fâcheux puissent être prévenus, comme de manière à en assurer, à en augmenter même les bons effets : la mise au régime du vert est un service de santé, la direction doit donc en appartenir aux vétérinaires.

Relativement aux réformes, les vétérinaires s'attachent long-temps d'avance à connaître bien les chevaux qui sont susceptibles d'y être soumis ; ils en tiennent note, et quand les états de ces chevaux sont enfin dressés et arrêtés, ils doivent, par leurs rapports à leurs chefs, ne rien négliger pour que les chevaux vraiment impropres au service y soient tous compris; et aussi pour que ceux qui seraient encore susceptibles d'être rétablis ne soient pas portés sur ces états.

Dans le temps de la *mue*, ils doivent accorder une attention particulière à l'état des chevaux, pour leur éviter des maladies, en leur faisant accorder de bonne heure le régime, les soins, les ménagemens que quelquefois leur état d'indisposition peut alors exiger.

Quand les chevaux sont menacés ou se montrent déjà attaqués de quelque maladie épizootique, le vétérinaire doit rendre compte à ses chefs, aussitôt qu'il les a reconnus, du caractère, des dangers de la maladie et des moyens de s'opposer à ses progrès; il ne doit rien négliger, rien oublier, pour s'assurer de ses causes, afin de remédier promptement à leur funeste influence, et de borner le plus efficacement possible les progrès du développement de cette maladie, sans négliger en même temps de la combattre, chez les sujets qui en sont atteints, par les méthodes curatives les plus positives ; et enfin si cette maladie menace de faire périr un plus ou moins grand nombre de chevaux, il doit en avertir également ses chefs, en leur adressant, à cet égard, un rapport détaillé sur tout ce qui la concerne.

Mais dans le cas d'existence de quelque maladie contagieuse ou présumée telle, il doit employer tous les moyens d'en prévenir le développement et la propagation, ainsi que d'anéantir, par les mesures d'assainissement et de purification les plus convenables à la circonstance, les agens, ou d'infection, ou de contagion, produits par la maladie, ou laissés par les animaux qui en étaient affectés, dans les lieux habités par eux, ou sur les objets qui ont été employés à leur usage ; d'ailleurs, c'est sur-tout dans ces cas, les plus graves de tous, qu'il doit encore plus s'empresser de rendre compte à ses chefs, dans les plus grands détails, de tout ce qui concerne ses efforts à ces divers égards, ainsi que de tout ce qui est relatif à la cause première, à l'invasion, à la propagation, à la nature, aux caractères particuliers, à la marche, à la durée, aux ravages, au traitement, et à toutes les suites de ces funestes maladies.

Enfin, à l'arrivée d'un régiment dans une nouvelle garnison, l'un des devoirs les plus essentiels du vétérinaire est de reconnaître la disposition topographique médicale de la ville ainsi que de ses casernes, et toutes les particularités qui, dans les nouvelles localités où ils vont se trouver obligés de vivre, pourraient, par leur influence sur les chevaux, devenir des causes plus ou moins inévitables de maladies et de pertes ; et c'est principalement quand toutes ses remarques semblent annoncer qu'une garnison offre quelques-uns des principaux vices hygiéniques qui peuvent nuire à la santé et à la conservation des chevaux, qu'il doit en avertir ses chefs par un rapport aussi exact que circonstancié.

DEUXIÈME SECTION.

QUALITÉS PERSONNELLES QUE DOIT RÉUNIR UN VÉTÉRINAIRE MILITAIRE.

Sous le rapport de l'instruction théorique, il ne doit rien ignorer de ce qui peut, dans les sciences médicales, naturelles et physiques, contribuer à rendre ses soins et ses conseils plus utiles, tant pour le maintien de la santé que pour la conservation des chevaux confiés à ses soins. Mais à cette réunion si importante de connaissances déjà antérieurement acquises il doit joindre encore un certain esprit d'observation, pour profiter de l'instruction pratique qu'une lon-

gue expérience et ses remarques journalières peuvent seules lui procurer ; un
grand amour du travail, pour n'en pas
perdre le fruit, et un goût décidé pour
l'étude, qui le porte à ne négliger aucun
des moyens de se maintenir au courant
des progrès rapides de la médecine et des
sciences accessoires, afin de pouvoir d'ailleurs, pour le succès de sa pratique,
mettre leurs découvertes à profit, toutes
les fois que les résultats en sont applicables à son art.

Mais en vain le vétérinaire militaire
unirait-il, au plus haut degré, toutes
les connaissances de son état à une grande
aptitude pour l'étude et à la connaissance
des devoirs de son service, s'il n'offrait
pas en même temps plusieurs qualités
morales qui lui sont indispensables, il
pourrait encore, malgré toute son instruction, être incapable de rendre de
grands, de véritables services dans son
emploi. C'est ainsi que celui qui serait
dominé par un penchant habituel à l'i-

vrognerie pourrait se trouver souvent
hors d'état de faire un bon usage de
toutes ses connaissances ; que celui qui
se livrerait entièrement à quelque grand
sujet de dissipation négligerait souvent,
entraîné par l'attrait du plaisir , et son
service et ses devoirs les plus importans ;
que celui qui préférerait son profit à
l'honneur , oubliant que la plus stricte
probité doit faire la règle immuable de sa
conduite , et se laisserait corrompre dans
les remontes , les distributions , et autres
circonstances analogues, pourrait se mettre dans l'impossibilité de faire tourner
ses lumières à l'avantage du bien de son
service : aussi , celui qui présenterait l'un
de ces défauts , quels que soient d'ailleurs ses talens et son instruction , serait-il certainement peu propre à occuper
dignement une place de vétérinaire dans
un corps de cavalerie. Il faut donc en
conclure par conséquent qu'un vétérinaire , pour être vraiment apte à se
rendre utile dans l'état militaire , doit

toujours préférer ses devoirs à son intérêt particulier comme à ses plaisirs.

Sans paraître fier de ses connaissances, et sans se prévaloir de l'avantage qu'elles peuvent lui donner dans diverses circonstances, un vétérinaire doit cependant posséder une certaine force de caractère, pour soutenir convenablement, quand le bien de son service l'exige, les conseils qu'il a donnés, les idées qu'il a présentées, et dont l'exécution peut avoir une influence plus ou moins grande sur la santé des chevaux : d'ailleurs, nulles considérations particulières ne doivent le détourner de remplir exactement les devoirs de son état ; et dans tous ses rapports avec ses chefs, prenant toujours l'exactitude pour guide, il ne doit jamais, ni l'altérer, ni s'en écarter, par des ménagemens ou des égards opposés à ses véritables obligations. Et comme l'estime qu'il inspire est, dans l'état actuel de sa position, le seul moyen par lequel il peut encore s'attirer quel-

que considération , il doit , par sa conduite et par ses mœurs , mettre toutes
les personnes avec lesquelles il a quelque
rapport dans la nécessité de lui accorder
des égards au-dessus de ceux commandés
par son grade actuel , et plutôt proportionnés à ses talens et à son mérite personnel qu'à son rang dans les troupes.
Mais enfin il ne doit jamais s'écarter
du respect qu'il doit à ses chefs , et de
l'obéissance absolue avec laquelle il doit
exécuter leurs ordres , tant pour l'exactitude que pour le bien du service.

S'il est vrai que l'esprit d'observation
soit une qualité essentielle dans un vétérinaire militaire, il est également exact
qu'il n'en tirerait qu'un faible parti pour
perfectionner ses connaissances, si , con-
fiant uniquement à sa mémoire le souvenir des faits qu'il a observés , il négligeait d'en recueillir et d'en tracer par
écrit et l'histoire et les particularités,
auxquelles il aurait joint ses propres réflexions : il doit donc aimer sur-tout à

se rendre compte des résultats de sa pratique , et à les écrire , pour en profiter
plus sûrement , puisque . dans l'étude de
la médecine , rien n'éclaire mieux que sa
propre expérience , guidée toutefois par
les vrais principes de la science.

Quant à ses qualités physiques , elles
sont sans doute beaucoup moins importantes ; mais on ne peut disconvenir cependant qu'une santé assez robuste pour
supporter les privations et les fatigues
des campagnes de guerre, et qui, lui per-
mettant de résister à l'influence de ces
causes de maladies, lui procure l'avantage d'employer tout son temps aux devoirs de son état, ne soit aussi en lui une
qualité désirable.

Au reste, il y a dans la pratique de
la médecine vétérinaire militaire , et
plus que par-tout ailleurs, une foule de
difficultés que celui qui l'exerce ne peut
vaincre qu'en possédant bien réellement
toutes les qualités que j'ai dit devoir
exister dans le vétérinaire militaire; les

détails que j'ai donnés de toutes les situations difficiles dans lesquelles il doit
pratiquer, et la légère esquisse que j'ai
tracée de ses devoirs, en sont certes d'assez bonnes preuves. Il ne suffit donc pas,
quelque préjugé que l'on puisse avoir à
cet égard, qu'un vétérinaire militaire soit
médiocrement instruit, pour qu'il puisse
être aussi utile que l'exigent d'une part,
et que le permettent de l'autre, toutes
les situations dans lesquelles il peut se
trouver placé; et sur - tout, puisque,
souvent isolé dans les campagnes de
guerre, il lui faut alors se suffire à lui-
même, pouvoir se passer de conseils
étrangers, trouver toutes ses ressources
dans ses propres moyens, et suppléer
enfin par les agens de traitement qu'il
se crée en quelque façon, à ceux qui ne
lui manquent que trop souvent dans les
armées.

Enfin, la position des vétérinaires dans
les corps est telle maintenant, qu'elle
exige encore d'eux quelquefois une cer-

taine prudence, sans laquelle, malgré leurs bonnes intentions, ils manqueraient souvent une partie des occasions où ils peuvent se rendre utiles; et, en effet, pour les objets généraux de service, ils doivent se borner à signaler les choses utiles ou dangereuses; ils ne peuvent donc simplement que provoquer les ordres nécessaires à l'exécution des mesures qu'ils jugent convenable d'indiquer : aussi, il ne suffit pas toujours à cet égard qu'ils soumettent leur avis à leurs chefs; mais il faut encore, pour qu'ils en soient écoutés, qu'ils sachent leur inspirer une confiance capable de donner quelque poids à leurs conseils; sans quoi, il pourrait arriver souvent que l'on ne se donnerait pas même la peine de s'assurer de l'importance des observations qu'ils jugent convenable de leur adresser. Et puisqu'il leur faut, dans presque tous les corps, enseigner l'hippiatrique aux officiers, ne doivent-ils pas encore posséder, jusqu'à un certain

point, l'art de rendre leurs idées , la faculté de s'exprimer avec assez de facilite
et d'exactitude pour que les leçons dont
ils seront chargés ne demeurent pas inutiles? Enfin , leur activité doit égaler leur
intelligence , car tout ce qui est relatif
au service de santé des chevaux , rentrant dans les attributions naturelles des
vétérinaires , ne peut être convenablement dirigé et surveillé que par euxmêmes : aussi serait-il aussi déraisonnable que ridicule d'en charger de préférence des personnes qui ne peuvent
avoir leurs connaissances médicales, auxquelles tout le zèle possible ne saurait
suppléer.

TROISIÈME SECTION.

CONSIDÉRATIONS SUR L'ÉTAT ACTUEL DE LA MÉDECINE VÉTÉRINAIRE MILITAIRE.

C'est en France que la médecine vétérinaire a vu s'élever les premières écoles destinées à son enseignement, c'est chez nous que tous les peuples de l'Europe sont venus en chercher les premiers élémens; depuis long-temps déjà les places de vétérinaires dans nos corps de cavalerie sont remplies par des élèves de ces écoles, et cependant nous ne possédons encore aucun ouvrage sur la médecine vétérinaire militaire; et ceux qui exercent cette partie importante de l'art de guérir n'ont pas encore pu obtenir dans notre pays cette considération qu'ils semblent mériter pour la plupart, quand chez nos voisins il en est tout autrement. Essayons donc de signaler, s'il se peut, les causes d'un état de choses si contraire à ce qui semblerait devoir exister à cet égard : alors nous verrons, et disons-le avec franchise, puisque telle est la vérité, qu'il ne faut l'attribuer qu'à l'état d'abaissement dans lequel se trouvent placés les vétérinaires militaires; qu'à l'éloignement que cet état d'abaissement donne pour les places qu'ils occupent;

qu'à l'injuste préjugé, qui, sous le rapport de la considération, assimile les vétérinaires, dans les corps, aux derniers états de la société ; qu'à la nullité absolue des encouragemens et des récompenses accordés à cette partie, et enfin qu'aux désavantages et aux dégoûts de tous les genres, qui en sont inséparables dans l'état actuel.

Avant l'institution des écoles vétérinaires, le traitement des chevaux de troupe était abandonné à la pratique aveugle et grossière de maréchaux, souvent très-ignorans, mais toujours sans aucune connaissance médicale. Toute leur science consistait à appliquer plus ou moins adroitement un fer, et dans la possession de quelques recettes ridicules, bizarres ou mal formulées, que, dans leur pratique bornée et essentiellement routinière, ils appliquaient à tous les maux et toujours au hasard.

Quand ces hommes, qui s'étaient voués à l'exercice de la maréchalerie, parvenaient par intrigue, par cas fortuit, ou par cette hardiesse, compagne inséparable de l'ignorance, en obtenant la place de maréchal-expert, à s'élever un peu au-dessus de la sphère dans laquelle ils s'étaient attendus à vieillir, ils s'enorgueillissaient d'un rang auquel ils auraient d'abord désespéré d'atteindre, et qui était, en effet, aussi supérieur à leurs habitudes natives et à la nullité de leurs connaissances qu'aux services plus que bornés que pouvaient rendre ces hommes dans l'exercice de la médecine vétérinaire : car, dans leur conscience, ils se sentaient tout aussi étrangers à cette science, quand ils devenaient chargés d'en faire chaque jour l'application, que quand leurs fonctions se bornaient uniquement à la ferrure.

Ce sont de tels hommes que vinrent remplacer les élèves instruits de nos écoles vétérinaires, capables, par les vastes connaissances médicales qu'ils y avaient puisées, d'acquérir une expérience éclairée, et de rendre de véritables services par de nombreux succès; qui, déterminés par l'usage de talens positifs et de lumières certaines, ne doivent rien au hasard d'une pratique aveugle, et se répètent enfin, avec d'autant plus de fréquence, qu'ils ont une source commune dans la capacité de ceux qui les obtiennent. En entrant dans les corps, ils succédèrent, sans aucun avantage, au rang et à toutes les conséquences de la position dans laquelle ils trouvèrent les anciens maréchaux-experts; et à peu de différence près, malgré leur instruction et les véritables services qu'ils ont souvent rendus, les vétérinaires, tant les préjugés ont de force chez nous, n'ont encore obtenu que la même considération, accordée avant eux à ceux qui, sans aucune connaissance, avaient cependant les mêmes fonctions et sur-tout le même rang; car dans les troupes on n'estime ordinairement les hommes que par le rang qu'ils y occupent.

Toutefois, après le décret du 3o septembre 1811, qui était assez avantageux pour les vétérinaires militaires, il fut quelque temps question de leur donner un rang différent de celui qui leur est actuellement accordé; mais cette mesure suscita de très-vives réclamations, et elle devait, en effet, en exciter; car il était bien impossible que, dans la grande quantité des vétérinaires qui étaient alors employés dans les troupes, il ne s'en trouvât pas un certain nombre qui eussent été, dans la réalité, indignes de ce rang auquel on les voulait tous élever sans distinction; cependant, fallait-il en conclure que cette disposition ne pouvait être applicable à aucun des vétérinaires de l'armée? Car, pouvait-il se faire que parmi eux il n'y eût pas des sujets qui eussent mérité d'être élevés à ce rang, que sans doute ils auraient été bien loin de déshonorer par leur moralité, par leurs talens, par l'estime personnelle qu'ils s'étaient acquise, et par les services qu'ils avaient déjà rendus, comme par ceux qu'ils pouvaient rendre encore ?......

On a prétendu alors qu'élever les vétérinaires à une plus haute distinction, ce serait vouloir leur ôter le goût de leurs devoirs, qu'ils pourraient ensuite regarder comme bien au-dessous d'eux; et cela, comme si les officiers de cavalerie ne fréquentaient pas également les écuries, et comme si un vétérinaire pouvait être plus avili par les soins de santé qu'il aurait administrés que ces mêmes officiers par le service des écuries et des pansages, qu'ils dirigent et qu'ils surveillent !

On a dit aussi que ce rang pourrait leur faire perdre le désir de retourner dans les campagnes pour s'y livrer à l'exercice de leur état; mais cette objection n'est pas plus fondée que la première : car si, pour attirer les bons vétérinaires dans la cavalerie, on leur accordait un rang plus proportionné à la difficulté des études et aux sacrifices que leur état exige, aux connaissances étendues et aux qualités morales qu'il faut réunir pour y obtenir des succès, il s'agirait bien moins ensuite de renvoyer ces vétérinaires dans les campagnes que de les retenir dans les troupes le plus long - temps possible, puisqu'ils y deviendraient d'autant plus utiles qu'ils seraient plus expérimentés. Il conviendrait donc, loin de désirer les voir quitter les corps avec empressement, de les y retenir, de les y fixer par des avantages proportionnés à la durée de leurs services comme à leur utilité. Quant aux vétérinaires qui auraient négligé leurs études premières, qui montreraient peu d'aptitude à remplir leurs devoirs, ou qui manqueraient des qualités nécessaires à l'exercice de la médecine vétérinaire, on sentira aisément qu'il importerait bien peu de s'inquiéter quel parti ils prendraient en quittant le service militaire, où l'on n'aurait pas voulu les conserver.

Aussi, si l'on revenait un jour sur la mesure dont je viens de parler, un certain temps d'épreuve semblerait être nécessaire pour connaître les vétérinaires qui entreraient dans les troupes à cheval, afin que l'on n'admît pas dans un rang plus élevé que celui qu'ils occupent aujourd'hui les sujets qui se montreraient indignes d'une telle faveur. Il en résulterait d'ailleurs l'avantage de pouvoir renvoyer des corps sans leur avoir accordé cette distinction, ceux des vétérinaires qui n'auraient pas les qualités nécessaires pour servir utilement et honorablement dans l'armée. Après cela, quels que soient les avantages et la considération que l'on accorderait aux sujets qui montreraient des talens, il est certain qu'ils tourneraient toujours au profit du Gouvernement et de la science, en excitant leur émulation.

Il serait donc nécessaire, malgré tout ce que l'on en a pu dire, pour que, loin de fuir les emplois de vétérinaires

militaires, on les recherche et l'on tienne
à honneur de les occuper, qu'on les rende
plus avantageux, et sur-tout plus considérés qu'ils ne le sont : car, dans la situation actuelle, leur état est si ingrat, il
offre à ceux qui l'exercent dans les troupes une perspective si peu flatteuse, que
l'on ne doit guère s'étonner de l'éloignement des uns pour une telle situation,
et du découragement des autres; et, en
effet, il faut être animé d'un bien grand
amour de la médecine vétérinaire pour
se livrer avec goût à sa pratique, comme
pour en remplir les devoirs avec plaisir
et avec zèle, quand cet état offre, d'un
côté, de pénibles et constantes études,
beaucoup de sacrifices, de privations,
une carrière non interrompue d'observations et de recherches, souvent entremêlée
et rendue plus pénible par les fatigues
et les dangers de la vie militaire en campagne; et quand il ne présente, de l'autre, comme récompense de travaux dont
on ne peut révoquer en doute l'utilité

majeure et le haut degré d'importance :

1°. Qu'une sorte d'assimilation avec des états purement manuels, laquelle est d'autant plus pénible d'ailleurs pour les vétérinaires, que rien n'élève l'ame autant que le fait l'étude des sciences ;

2°. Qu'un faible rang, où la bonne conduite et la longueur des services peuvent faire atteindre, même sans instruction ;

3°. Qu'une solde qui n'est point en rapport avec l'importance et l'utilité des fonctions, ni avec la certitude de demeurer toujours sans avancement qui puisse, par la suite, offrir quelque dédommagement ;

4°. Enfin, que la perspective peu encourageante, après avoir consacré et sa jeunesse à l'étude, et les plus belles années de sa vie au service militaire, d'une solde de retraite, si faible aussi, qu'elle ne met point à l'abri des besoins ; et telle enfin qu'elle ne saurait nullement dédommager des désagrémens d'un tel état,

26

ni payer d'aucune manière, tant les infirmités acquises dans la vie militaire
que les services qu'un vétérinaire instruit
a pu rendre.

Au reste, toutes ces vérités sont depuis long-temps reconnues, même par
le Gouvernement, puisque le ministre
directeur de l'administration de la guerre
écrivait, sous la date du 17 mai 1808,
aux conseils d'administration des corps
de troupes à cheval une circulaire, où
il demandait des renseignemens sur leurs
vétérinaires, et qu'il terminait par ces
réflexions : « *L'utilité et l'importance des
» fonctions confiées à ces artistes* sont ap-
» préciées depuis long-temps aux yeux
» du Gouvernement, *aucun service ne
» peut être sans prix* : les bons vétérinai-
» res peuvent donc compter que leur zèle
» ne restera pas sans récompense, et que
» je ne négligerai rien pour contribuer à
» l'amélioration de leur sort. » Néanmoins, depuis ce temps leurs droits sont
toujours les mêmes sans que cependant

les améliorations qui leur ont été promises aient été établies d'une manière durable. On a bien fait, à la vérité, et en différens temps, quelques légers changemens à cet égard ; mais on n'a pu les considérer, au reste, que comme de simples essais, puisqu'ils n'ont pas été maintenus. Ils n'ont même servi qu'à mieux faire sentir aux vétérinaires militaires que leur position, d'ailleurs très-désavantageuse, est encore loin de leur présenter l'espoir d'une amélioration prochaine ; qu'elle est dès-lors peu faite pour assurer leur sort ; et cependant *leur utilité et leurs droits sont bien connus!....*

La note placée au bas de l'article concernant les vétérinaires, dans un ouvrage qui a pour titre *Réglement provisoire sur le service intérieur des régimens de troupes à cheval,* tendrait à prouver que son auteur a dû puiser l'opinion qu'il y a émise, dans l'habitude où l'on a été jusqu'ici d'accorder peu d'avantages et de considération à ceux qui en exercent les emplois; mais je ne crois pas difficile de prouver que l'objet de cette note est aussi désavantageux au Gouvernement et à la science qu'aux vétérinaires.

J'ai déjà fait voir que, pour attirer les bons vétérinaires dans les troupes, on devrait exciter l'émulation et le zèle, encourager les travaux et par conséquent récompenser les succès de ceux qui y sont employés; je ne répéterai donc pas toutes ces choses, et je me bornerai à faire observer qu'à supposer qu'ils voulussent bien se contenter de voir une stérile promesse leur être offerte pour unique récompense de leurs utiles travaux, il n'en serait pas moins vrai que rien ne leur serait encore moins assuré que l'obtention d'une pareille récompense : car un vétérinaire distingué par ses connaissances et par ses succès obtiendra sans doute quelquefois des personnes justes et assez éclairées pour apprécier ses moyens la considération qui lui est promise par l'auteur de cette note, cette estime qui doit être le premier objet de ses désirs, le but constant de sa conduite, et qui est même actuellement le seul avantage auquel il puisse prétendre. Mais comme les faits ne l'ont que trop prouvé en diverses circonstances, les chefs nombreux auxquels la hiérarchie militaire le soumet seront-ils *tous* assez éclairés et assez équitables pour lui accorder toujours, quand il la méritera, cette *considération* si flatteuse pour lui, mais qu'il n'est pas sûr d'obtenir constamment, quels que soient d'ailleurs les droits qu'il ait pour y prétendre? Or, cette *estime* (1) offerte au vétérinaire pour unique fruit de ses travaux; cette

______

(1) Et n'était-ce point là, au reste, une défaite aussi futile que dérisoire; car toute l'estime qu'un vétérinaire aurait pu s'acquérir pourra-t-elle le faire vivre, quand, accablé de vieillesse, ou ayant perdu sa santé au service militaire, il lui faudra renoncer à continuer d'y demeurer?

précieuse récompense pour tout homme guidé par l'honneur pourrait donc être souvent méritée et n'être cependant que rarement accordée!....

Il en résulterait donc de même que le vétérinaire serait toujours le seul homme attaché à l'état militaire, qui ne pourrait prétendre, ni à un avancement certain, ni à aucune récompense déterminée, ni enfin à une retraite avantageuse, puisque celle-ci est réglée sur le rang; et cela précisément, dans une carrière où le mérite personnel conduit tous les autres hommes aux honneurs et à toutes les prérogatives; où l'on n'obtient de considération qu'en raison du rang dans lequel on se trouve placé; et où enfin, malgré tous vos talens, vous ne serez *estimé* qu'à l'égal des hommes qui ont le même rang que vous, mais qui ne demeurent dans les derniers grades que parce qu'ils ne possèdent qu'une instruction très-bornée.

Si les vétérinaires, quelque instruits,

quelque expérimentés qu'ils soient, pouvaient n'être point utiles dans les
corps de cavalerie, supprimez, vous le
devez, leurs emplois, qui ne seraient
qu'onéreux pour le Gouvernement; ren-
dez à l'agriculture, aux arts, à l'indus-
trie, aux rangs des soldats combattant
et qui peuvent prétendre à toutes les distinctions quand ils ont du mérite, des
hommes dont la plupart, par leurs connaissances et leur capacité, pourraient
devenir utiles à leur pays et s'acquérir
une plus grande considération dans un
autre état que celui qu'ils avaient d'a-
bord embrassé; mais si la médecine vétérinaire n'est point inutile à la prospé-
rité du Gouvernement, en concourant à
la conservation des chevaux, et par conséquent à celle de la cavalerie et de l'artillerie, de ces armes importantes, dont
la force décide si souvent le succès en un
jour de bataille, dont la prééminence et
le nombre permettent aux armées d'entreprendre de si grandes choses; si, dis-

je, elle peut être vraiment utile à ces armes brillantes, loin de décourager ceux qui l'exercent avec distinction, soutenez leur zèle, excitez leurs efforts, récompensez leurs succès, et que leurs services les conduisent, comme dans toutes les autres parties de la carrière militaire, à un but aussi honorable pour eux qu'avantageux à leurs propres intérêts; et alors vous ne manquerez pas dans les troupes de vétérinaires qui uniront la pratique à la théorie de cette vaste science. Il en résultera que le but auquel on doit tendre sera par conséquent atteint; car si la médecine vétérinaire peut être essentiellement utile, dans les corps de cavalerie, aux intérêts du Gouvernement, ce n'est qu'autant qu'elle y sera pratiquée par des hommes parfaitement instruits. Or, tout homme que ses connaissances et ses travaux rendent utile à son pays dans quelque carrière que ce soit; tout homme qui se distingue dans son état mérite d'être honoré et

récompensé ; il doit attendre et obtenir pour fruit de ses bons services, d'abord une existence honnête, puis des ressources assurées dans les besoins et contre les infirmités de la vieillesse ; et certes on ne peut nier que tel n'est point aujourd'hui le sort des vétérinaires des troupes, qu'ils se distinguent, ou non, par leurs talens et par leurs qualités !....
Mais si, comme l'a dit *Montesquieu, on estime les choses à proportion du degré de suffisance qui est requis pour les bien faire,* devrait-il exister une aussi grande disproportion entre le sort actuel des vétérinaires militaires et les connaissances qu'ils doivent posséder pour être propres à remplir avec succès les utiles fonctions auxquelles ils sont appelés ?

D'ailleurs, et l'on n'en peut disconvenir, tous les services rendus à l'État méritent des encouragemens et des récompenses : celui qui se distingue en servant le Gouvernement est digne d'une considération particulière ; je dirai plus, il y a droit : il ne doit donc pas, en bonne justice, dépendre de l'arbitraire, du caprice ou du hasard de les fixer, de les accorder ; et un vétérinaire, comme tout autre militaire, devrait savoir où ses services, où la longue, la constante observation de ses devoirs peuvent le conduire ; à quoi il a le droit de prétendre s'il sait se distinguer ; et enfin comment seront reconnus, d'une part, et rémunérés, de l'autre, ses bons services et ses utiles travaux...... Au reste, et quelles que soient les opinions que l'on ait pu avoir jusqu'ici à ce sujet, je ne pense pas qu'on puisse nier combien toutes ces observations sont justes et vraies. Aussi, les vétérinaires doivent-ils mettre toute leur confiance dans l'équité du Gouvernement, puisque, et je le dis comme j'en ai la conviction, leurs droits sont tels, qu'ils doivent tout attendre, tout espérer de sa justice pour obtenir l'amélioration future de leur sort.

Ainsi donc, pour avoir dans les armées des vétérinaires instruits, pour y attirer et y conserver toujours un assez grand nombre de sujets capables de remplir leurs fonctions dans les corps, dans les dépôts généraux, et même enfin dans les rangs supérieurs que l'on jugerait convenable d'établir parmi eux, tant pour exciter l'émulation et pour récompenser le mérite que pour surveiller le service général, il faudrait commencer par encourager les personnes qui se livrent à l'étude de la médecine vétérinaire, ou qui l'exercent déjà avec succès, en leur offrant la perspective d'une existence plus avantageuse que celle qui est aujourd'hui leur partage ; puis ensuite il conviendrait également d'organiser leur service à l'instar de celui de la médecine humaine dans l'état militaire, afin que les vétérinaires, jugés alors par des hommes qui auraient les mêmes connaissances qu'eux, soient plus sûrs d'obtenir les distinctions et les places qu'ils mériteraient par de véritables ta-

ïens , et pour qu'ils trouvent enfin , dans
les différens degrés d'élévation auxquels
il leur serait possible de parvenir , la
juste récompense promise et assurée à
leurs bons services. Au contraire , dans
l'état actuel , et dans la crainte de ne
point voir s'améliorer un sort aussi défavorable que celui qui leur est réservé ,
les sujets les plus instruits , ceux qui
précisément eussent été les plus utiles ,
au lieu de rechercher les places de vétérinaires militaires , craignent de s'y voir
appeler , et font tous leurs efforts pour
éviter d'y être nommés , comme pour
les quitter promptement quand ils en ont
connu les dégoûts et le peu d'avantages.
Il y a plus , dans cet état de choses, ils
finissent même souvent par renoncer
tout-à-fait à une profession qui ne leur
promet aucun dédommagement des travaux et des veilles que son étude exige ,
des désagrémens et des peines que procure son exercice pratique : car, en effet,
nous voyons souvent les vétérinaires à

qui des moyens particuliers permettent
de quitter leur état, après l'avoir cependant étudié et pratiqué avec distinction,
embrasser ou la médecine humaine ou
le commerce, ou tout autre parti, rebutés par les humiliations et par la perspective peu favorable qui les attendaient,
s'ils avaient persévéré dans la pratique
de la médecine vétérinaire. Beaucoup
d'autres vétérinaires également remplis
de moyens, et forcés de suivre leur état,
qu'ils aimaient, mais dont ils sont à la
fin dégoûtés par tous ses désagrémens,
ne se livrent plus, sans doute, à son
exercice avec le même zèle qu'ils y avaient
d'abord apporté. Aussi, et quels que
soient à cet égard les raisonnemens
plus ou moins spécieux qu'on ait pu
avancer jusqu'ici, il conviendrait beaucoup, je le crois, d'encourager dans
l'étude et dans la pratique d'une science
si utile ceux qui s'y livrent avec succès,
puisque s'ils trouvaient dans cet état
l'espoir d'un avenir heureux, d'une

considération et d'une existence aussi honorables qu'assurées, ils ne l'abandonneraient plus pour lui préférer ceux dans lesquels ils peuvent se procurer des avantages qu'ils ne sont que trop certains de ne pas rencontrer, en demeurant comme vétérinaires dans l'état militaire, pour vouloir y consacrer leur vie à son exercice.

Mais on dira peut-être encore, car on a déjà avancé cette idée fausse, qu'il faut peu de connaissances pour former un assez bon vétérinaire, susceptible de remplir, à la rigueur, une place de cet emploi dans les corps de cavalerie. Eh quoi! on convient généralement qu'un médecin, pour pratiquer avec avantage, doit avoir une grande instruction, et l'on voudrait, au contraire, qu'il n'en fallût que peu au vétérinaire praticien, pour prévoir quelle maladie une infraction grave des règles hygiéniques peut occasionner surl es chevaux qui en auront éprouvé les effets!... On sentira aisément, quand

tous les détails dans lesquels je suis entré
ne suffiraient pas d'ailleurs pour en dé-
montrer l'inexactitude, qu'une telle opinion serait la plus absurde des erreurs.
Mais ensuite, lorsque l'événement aura
vérifié ses craintes, lui faudra-t-il moins
de lumières, moins de savoir, pour reconnaître le caractère, les variétés et les
degrés de la maladie ; pour en prévenir
ou les mauvais effets ou la propagation,
comme pour en prescrire le traitement
le plus convenable ; enfin , s'il est obligé
d'en rendre compte , lui faudra-t-il encore moins de jugement, de perspicacité,
de précision , de clarté , de logique,
pour en rédiger un mémoire satisfaisant, capable de présenter la chose sous
son véritable jour, renfermant tout ce
qui est essentiel, présenté avec ordre,
et ne contenant rien d'inutile, ou de contraire aux connaissances les plus exactes
de la médecine ?..... Or, un vétérinaire
qui réunit de tels talens, et dont le zèle
est excité par l'amour de ses devoirs,

mérite sans doute un peu plus d'égards, de distinction et d'avantages que ceux qui lui sont actuellement départis dans des proportions si peu en rapport avec de tels moyens. Et voilà aussi pourquoi, actuellement que, par les effets de sa sollicitude éclairée, le Gouvernement se plaît à encourager, à récompenser tous les genres de mérite et tous les travaux utiles, nous devons espérer qu'il daignera étendre aussi ses bienfaits jusque sur les vétérinaires militaires.

Au reste, et pour montrer que nous ne manquons pas d'exemples, tirés même des sciences médicales, et plus capables que d'autres de prouver, par conséquent, tous les bons effets que l'on devrait attendre de l'usage des moyens que je propose d'employer pour attirer sur la médecine vétérinaire cette considération qui lui est si nécessaire, je rappellerai que la chirurgie et la pharmacie, aujourd'hui justement estimées, ne doivent cependant la distinction qu'elles procurent à ceux qui les exercent qu'aux avantages et à toutes les prérogatives que le Gouvernement a jugé convenable de leur accorder. Et, en effet, naguère encore la pharmacie, malgré les services et les talens de ceux qui en remplissaient les emplois, ne pouvait parvenir à s'élever à ce degré distingué qui lui était cependant si bien mérité; et l'on ne saurait douter, en effet, que « la considération ajoutée, en 1792, à » l'état des pharmaciens, en les assimi- » lant pour le rang avec les médecins et » chirurgiens, a tourné au profit de la » science, en attirant, comme l'a dit » *Biron*, dans le service des hôpitaux des » hommes distingués par leurs connais- » sances en physique, en histoire natu- » relle et dans les arts qui en dépen- » dent (1). » Quant à la chirurgie, long-temps avilie et dégradée dans l'injuste

____

(1) *Journal de médecine, chirurgie et pharmacie militaires.*

opinion des hommes, elle fut même proscrite par l'Église, dans le Concile de Trente, en 1165; puis enfin, humiliée au point que les chirurgiens se virent assimilés aux barbiers (1), et demeurèrent dans ce degré d'abaissement jusqu'au temps où parut *J.-L. Petit*, et où fut par conséquent fondée à Paris la célèbre Académie de chirurgie (2) : dès-lors cette science reçut bien quelque lustre, mais ce ne fut cependant que lorsque le Gouvernement, après en avoir senti et la nécessité et la justice, eut amélioré, sous le ministère du duc de *Choiseul*, le sort des officiers de santé en leur donnant le même rang et la même distinction qu'aux médecins des armées, que cette belle partie de l'art

____

(1) Comme les vétérinaires le sont aujourd'hui aux maréchaux.

(2) Discours prononcé à l'hôpital d'instruction de Strasbourg, en 1817, par M. *Gama*, chirurgien en chef, premier professeur.

de guérir vit s'élever dans son sein une foule d'hommes distingués, dont les glorieux travaux furent les principales causes des rapides progrès que la chirurgie a faits en France depuis quelque temps. Ces deux exemples, tout récens, tirés de sujets avec lesquels la médecine des animaux a la plus grande analogie, ne doivent-ils pas nous faire naturellement espérer que si le Gouvernement daignait aussi étendre ses faveurs jusque sur la médecine vétérinaire militaire, la considération qu'il accorderait à ceux qui l'exercent tournerait également au profit des progrès de cette science, et qu'à travers toutes les difficultés que lui opposent encore les préjugés, elle parviendrait aussi à s'élever au rang qu'elle semble mériter? Alors, elle procurerait à ceux qui en occuperaient les emplois cette distinction que nous réclamons pour elle, indispensable à ses progrès, et qui doit être attachée à tous les arts dont l'exercice exige une grande variété de connaissances.

Enfin, si j'avais pu me tromper sur les moyens les plus propres à assurer les progrès de la médecine du cheval, au moins on ne pourrait nier la nécessité d'appeler dans les corps les vétérinaires les plus instruits; mais comment penser cependant que les mêmes moyens qui ont déjà procuré des résultats si avantageux, relativement à la chirurgie et à la pharmacie, ne puissent avoir sur la médecine vétérinaire militaire des effets tout aussi heureux?

La médecine vétérinaire est une science d'une étude longue, compliquée, difficile; j'ai prouvé dans combien de circonstances elle peut être utile tant dans les troupes qu'aux armées; on est peu propre à l'exercer avec avantage pour le Gouvernement, si l'on ne possède pas de grandes connaissances; le peu de considération qu'on lui accorde dans l'état militaire en éloigne une grande partie des vétérinaires qui pourraient y rendre les plus importans services, et jette les autres dans l'apathie du découragement. L'exercice de cet état dans les corps de cavalerie est actuellement hérissé de dégoûts, d'humiliations, de désavantages. Les devoirs des vétérinaires sont mal compris, leur fixation mal conçue, les moyens des vétérinaires aussi mal appréciés que leurs services; par conséquent ils ne sont pas aussi utiles qu'ils devraient l'être, et leur situation d'ailleurs s'y oppose principalement. Or, tous ces vices ne peuvent manquer de subsister tout aussi long-temps que leur position présente ne sera pas améliorée. Je devais la vérité, je l'ai dite ! J'ai fait mon devoir en indiquant le mal, j'ai cru aussi de mon devoir d'en signaler le remède !

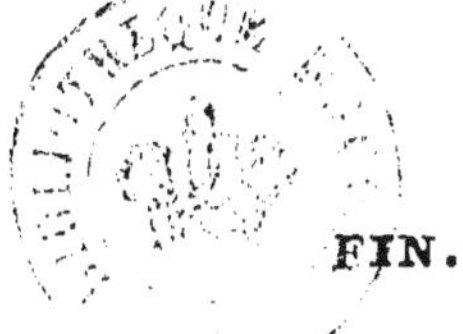

FIN.